ÉTUDE CLINIQUE

DES

FORMES ANORMALES

DE LA

MALADIE DE PARKINSON

PAR

Le Dr Paul COMPIN

Ancien Externe des Hôpitaux.

LYON

A. REY & Cie, IMPRIMEURS-ÉDITEURS DE L'UNIVERSITÉ

4, RUE GENTIL, 4

1902

ÉTUDE CLINIQUE

DES

FORMES ANORMALES

DE LA

MALADIE DE PARKINSON

ÉTUDE CLINIQUE

DES

FORMES ANORMALES

DE LA

MALADIE DE PARKINSON

PAR

Le Dr Paul COMPIN

Ancien Externe des Hôpitaux.

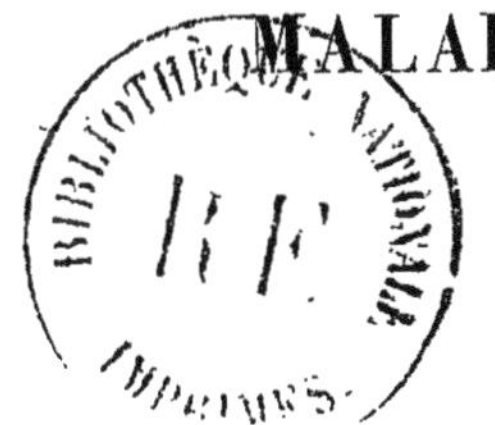

<hr>

LYON

A. REY & Cie, IMPRIMEURS-ÉDITEURS DE L'UNIVERSITÉ

4, RUE GENTIL, 4

1902

A l'heure où nous nous préparons à franchir cette
dernière étape des études médicales qui doit nous con-
férer le droit et l'honneur de soulager nos semblables,
nous tenons à ce que les premières lignes de notre
modeste travail soient une action de grâce. Nous con-
sidérons, en effet, comme un devoir absolu, bien agréa-
ble d'ailleurs, de présenter, en ce moment solennel, à
tous nos maîtres de la Faculté et des Hôpitaux, l'hom-
mage sincère de notre respect et de notre reconnaissance.

Parmi ces maîtres, il en est qui ont à notre gratitude des titres tout particuliers, à cause des relations
plus directes que nous avons eues avec eux, soit durant
nos années d'externat, soit pendant nos suppléances
d'internat, ou bien dans d'autres circonstances encore.

Que M. le Professeur Mayet veuille bien, le premier,
agréer nos plus vifs remerciements pour l'honneur
qu'il nous fait en présidant notre jury de thèse.

MM. les Drs Vincent, A Polosson, Rochet, Nové-
Josserand, chirurgiens des hôpitaux et professeurs
agrégés à la Faculté, M. le Dr Bondet, professeur de
clinique à l'Hôtel-Dieu, M. le Dr Audry, médecin des
hôpitaux, sont des maîtres dont nous n'oublierons
jamais l'accueil facile, et dont la science et la bonté
sont au-dessus de tout éloge. Une part très large dans
notre reconnaissance doit être faite à M. le Dr Collet,
professeur agrégé et médecin des hôpitaux : c'est ce

maître bienveillant qui, après nous avoir inspiré le sujet de notre thèse, nous a guidés dans la tâche, difficile croyons-nous, que nous avons entreprise. Nous lui devons, en outre, plusieurs de nos observations, inédites et très intéressantes.

Nous nous en voudrions beaucoup d'oublier aujourd'hui l'excellente année que nous avons passée à l'hôpital Saint-Joseph. Au début de nos études, nous avons trouvé là des maîtres si bons et si dévoués — MM. les Drs Clément, Goullioud, Rafin, Chabalier — que, nous sentant parfaitement à l'aise auprès de ces derniers, nous profitions beaucoup des enseignements qui nous étaient donnés. Merci à tous!

A M. le Dr Mollard, médecin des hôpitaux, nous adressons l'assurance de notre vive gratitude pour les soins dévoués qu'il a bien voulu nous prodiguer dans une maladie récente et pour l'intérêt qu'il nous a constamment témoigné durant nos années d'études.

Enfin, notre ami le Dr Bernoud ne sera point surpris de nous voir inscrire son nom à cette place, attendu que son amitié nous a toujours été précieuse et que nous garderons de nos excellentes relations avec lui un souvenir profond.

INTRODUCTION

La maladie de Parkinson — cette affection singulière qui soulève encore pour nous un des plus difficiles problèmes pathogéniques de la pathologie nerveuse — est caractérisée cliniquement par un ensemble de signes tout à fait spéciaux et très nettement décrits par les auteurs classiques. Cependant, durant le cours de nos études médicales, nous avons eu l'occasion de rencontrer certains parkinsoniens qui s'écartaient, par quelque côté, du type habituellement étudié et de lire çà et là, dans les observations qui nous tombaient sous les yeux, des signes jusqu'ici peu connus dans la paralysie agitante. Aussi, avons-nous accueilli favorablement l'idée que nous soumettait, il y a quelques mois, notre excellent maître, le Dr Collet, de rechercher les anomalies que pouvait présenter la maladie de Parkinson et d'en présenter dans notre travail inaugural une étude d'ensemble.

Il y a dans cette affection une telle obscurité, tant d'inconnues que « l'attrait du mystérieux », dont parle Brissaud au début d'une de ses cliniques, explique certainement le nombre aussi imposant d'efforts et de travaux qui ont été faits sur elle. Nous nous sommes à peu près contenté de rassembler des documents, et c'est le fruit de nos recherches bibliographiques et cliniques que nous venons offrir aujourd'hui, sans prétention aucune, à l'appréciation de nos juges autorisés. Mettre de l'ordre parmi des matériaux aussi divers était, pensons-nous, la première indication à remplir. Puissions-nous avoir réussi de ce côté! Afin de faciliter la lecture de ce travail à ceux qui nous ferons le grand honneur de parcourir ces pages, nous avons jugé bon de placer dans cet avant-propos un plan détaillé de notre thèse. Le voici :

Chapitre premier. — Formes atypiques par anomalies dans les symptômes essentiels.

A. *Anomalies d'après le tremblement :*
1. Absence de tremblement ;
2. Localisations anormales du tremblement:
   Type monoplégique ;
   Type paraplégique ;
   Type hémiplégique ;
   Type croisé.
3. Extension anormale du tremblement : langue, lèvres, mâchoire, paupières, globe oculaire, tête, cordes vocales.
4. Modifications dans les caractères du tremblement ; tremblement intentionnel.

B. *Anomalies d'après la raideur musculaire :*
1. Absence de raideur (?) raideur très peu marquée ;
2. Localisations anormales de la raideur :
   Type monoplégique ;
   Type paraplégique ;
   Type hémiplégique ;
   Type croisé.
3. Contractures véritables ; déformations permanentes excessives.
4. Anomalies dans — le facies ;
   — l'attitude;
   — la démarche.

Chapitre II. — Anomalies dans les signes accessoires. — Signes rares ou surajoutés.

1. Troubles moteurs :
   α Impulsions très accentuées ;
   β Paralysies.
2. Troubles sensitifs:
   α Subjectifs très marqués ;
   β Objectifs.

3. Troubles sensoriels :
    α Oculaires ;
    β Auditifs.
4 Troubles trophiques :
    α Peau et tissu cellul. s.-cutané ;
    β Muscles ;
    γ Articulations.
5. Troubles vaso-moteurs et secrétoires rares.
6. Troubles encéphaliques et psychiques.

Chapitre III. — Anomalie dans l'évolution.
    1. Formes très lentes ; arrêts prolongés à un stade quel-
conque de l'évolution (forme hémiplé-
gique... etc.).
    2. Formes évoluant rapidement.
    3. Formes qui rétrocèdent.

Chapitre IV. — Associations cliniques.
Avec l'hystérie,
    la sclérose en plaques,
    le tabes,
    le syndrome pseudobullaire,
    les tumeurs cérébrales,
    la chorée,
    certaines diplégies cérébrales de l'enfance,
    le myxœdème, etc.

Le Chapitre V sera consacré au *diagnostic* des formes susceptibles d'égarer le clinicien.
Au Chapitre IV nous dirons quelques mots de l'*étiologie* et
de la *pathogénie*.

* *
*

Parmi les *observations* que nous avons consignées dans notre
travail, il en est quelques-unes inédites, dues la plupart à l'obligeance de M. le Dr Collet ; nous avons choisi les autres parmi
les plus intéressantes qui aient été publiées jusqu'ici.

ÉTUDE CLINIQUE

DES

FORMES ANORMALES

DE LA

MALADIE DE PARKINSON

CHAPITRE PREMIER

FORMES ATYPIQUES PAR ANOMALIES
DANS LES SYMPTOMES ESSENTIELS

A) *ANOMALIES DU TREMBLEMENT*

1. Absence de tremblement.

(Observations I, XIV, XV)

En 1875, CHARCOT attira le premier l'attention sur les paralysies agitantes sans tremblement. L'année suivante, BOURNEVILLE *(Progrès médical)* en publiait deux nouveaux cas. L'éveil étant donné sur ce point intéressant, beaucoup d'auteurs, dans la suite, ont relaté des faits semblables ; citons les communications de LASÈGUE *(Archives de médecine* 1876), de HARDY *(Gaz. des hôpit.*, 1877), les thèses de BOUCHER (Paris, 1877), de LACOSTE (Paris, 1887), de BLOCQ (Paris, 1888), de BÉCHET (Paris, 1892)..., la publication récente de ESHNER (1901), celle de COLLET (1902).

Après avoir pris connaissance des nombreuses observations de parkinsoniens « sans tremblement » nous croyons qu'il y a lieu d'opérer parmi elles un triage. Dans beaucoup de cas, en effet, le tremblement existe, quoique peu marqué ; les auteurs parlent de « secousses très légères », ou bien encore d' « oscillations intermittentes ». Quelquefois le tremblement n'est pas spontané, mais on peut le faire apparaître en se plaçant dans des conditions particulières. Lorsque les oscillations ne sont pas perceptibles à un examen sommaire, il faudra chercher à les provoquer. Certains auteurs ont, dans ce but, conseillé de faire écrire le malade : l'écriture tremblée révèlerait le signe cherché. En invitant le sujet à écarter fortement les doigts, on voit parfois se dessiner aux mains un tremblement qui n'existe pas spontanément. Au membre inférieur, celui-ci apparaît souvent, d'après Franck [1], par la recherche du « faux clonus du pied » : il suffit de maintenir le pied pendant quelques secondes dans la flexion dorsale ; « le membre est alors pris d'un tremblement qui se distingue des secousses musculaires brusques du véritable clonus : il est lent, rythmique et a son siège dans les extenseurs du pied et des orteils. »

Malgré l'absence plus ou moins absolue du tremblement, dans ces formes frustes par excellence, il est habituellement facile de reconnaître la maladie. Les autres signes sont au complet et permettent un diagnostic ferme. La rigidité musculaire notamment est très marquée, tantôt localisée à un membre ou à un côté

---

[1] Franck, *Monatsch f. Psychiatrie u. Neurol.*, sept. 1900.

du corps, tantôt généralisée aux quatre membres, au tronc, à la tête, au cou.

Après un temps plus ou moins long, le tremblement finit par se montrer ; mais il peut rester localisé à un ou deux membres, alors que la rigidité atteint au contraire, chez ces mêmes malades, la totalité du corps.

Tremblement normalement localisé.
(Monoplégique, paraplégique, croisé et surtout hémiplégique).

Observations II, III, VI, VIII, IX, XI, XIII

D'ordinaire le traitement de la paralysie agitante débute par un membre ou par un segment de membre, la main par exemple. Au bout de quelque temps il se généralise peu à peu, en suivant certaines règles dans son envahissement ; ainsi, s'il a d'abord frappé la main droite, il envahit ensuite le pied droit, puis la main gauche, enfin le pied gauche.

Mais quelquefois cette généralisation progressive tarde beaucoup à se faire, et le tremblement parkinsonien peut se présenter même à la période d'état de la maladie sous plusieurs formes : monoplégique, paraplégique, hémiplégique, suivant les cas. La localisation alternante, affectant le membre supérieur d'un côté et le membre inférieur de l'autre est absolument rare.

Parmi ces diverses variétés, la moins exceptionnelle est, sans conteste, le tremblement unilatéral. Les caractères de ce dernier ne diffèrent pas de ceux que les classiques assignent au tremblement généralisé : les oscillations sont rythmiques, régulières, coordonnées pour ainsi dire, se manifestant au repos, ces-

sant pendant le sommeil et aussi, dans la grande majorité des cas, au cours des mouvements volontaires. Ce
sont les extrémités qui tremblent de préférence ; aux
mains, le pouce étant habituellement en opposition
avec les autres doigts, le tremblement simule l'acte de
rouler une cigarette, d'émietter du pain, de compter
des écus, de filer de la laine ; le poignet exécute des
mouvements rythmés de rotation qui représentent assez
bien, parfois, ceux que l'on détermine en battant du
tambour. Au membre inférieur, le pied, animé de
flexions successives, a l'air, quand le malade est assis,
de battre la mesure.

Comme dans les paralysies agitantes complètes, les
divers segments des membres agités tremblent en même
temps, avec ce synchronisme parfait qu'a décrit Brissaud
dans une de ses cliniques.

Le tremblement du côté envahi peut être extrêmement marqué et s'étendre aussi aux articulations du
coude, de l'épaule, du genou, qui se fléchissent alors
rythmiquement. En ce cas, le tremblement se transmet
plus ou moins au côté opposé, et il faut parfois y
regarder de très près pour constater l'unilatéralité.
Nous avons eu récemment l'occasion d'observer, à la
consultation de la Guillotière, un parkinsonien dont le
tremblement unilatéral était intense, au point de
simuler, au premier abord, un tremblement généralisé.

FRANCK *(Monatsch f. Psychiatrie u. neurol.*, sept.,
1900) a décrit des *mouvements associés* dans les paralysies agitantes unilatérales. Si à un patient atteint de
maladie de Parkinson unilatérale, on commande d'exécuter des mouvements énergiques avec la main ou le

pied du côté atteint, on voit les membres correspondants du côté sain s'agiter également. Quand, par contre, on ordonne au malade de mouvoir la main ou le pied du côté sain, les membres du côté opposé demeurent immobiles. « Ces faits, dit Franck, s'expliquent par la difficulté que rencontrent les incitations motrices à se propager aux parties atteintes, tandis que leur irradiation au côté sain est relativement facile. »

Il est à remarquer aussi que, dans les paralysies agitantes à tremblement monoplégique, si l'on fait cesser par un moyen quelconque le tremblement du membre supérieur, le membre inférieur se met à trembler.

Un tremblement partiel est appelé à se généraliser tôt ou tard, mais ce qui est intéressant à noter, c'est que sa localisation n'est pas nécessairement la même que celle de la raideur musculaire : le tremblement et la raideur peuvent, jusqu'à un certain point, évoluer individuellement, l'un de ces signes peut être, à un moment donné, plus généralisé que l'autre. Nous verrons, au chapitre de l'évolution, combien cette particularité rend complexe la question des paralysies agitantes unilatérales.

3. Siège du tremblement en des régions où il ne se montre pas habituellement.

(Observations IV, VI)

L'agitation musculaire, dans la maladie de Parkinson, ne se manifeste pas ordinairement à la tête, ni à la face ; cette règle générale souffre néanmoins quelques exceptions qu'il nous faut signaler :

1º La *langue* peut trembler et apparaître par secousses successives entre les arcades dentaires. Quand on prie le malade de tirer la langue hors de la bouche, les secousses s'observent plus nettes encore.

2º Parfois, une trémulation autonome agite les *lèvres*, et donne au sujet l'aspect d'un individu qui récite des prières.

3º Chez d'autres malades on voit la *mâchoire inférieure* elle-même s'abaisser et s'élever alternativement sans repos aucun. Ce mouvement est souvent associé au précédent ; ce qui donne au parkinsonien un « faciès de lapin ».

4º Plusieurs auteurs, et en particulier KŒNIG, ont décrit aux *paupières* un tremblement vibratoire permanent, à oscillations de légère amplitude.

5º Le *globe oculaire*, ainsi que l'a montré DEBOVE, peut présenter une certaine tendance au nystagmus dans la position externe. C'est sa façon de trembler.

6º « La tête ne tremble pas, dit Brissaud, dans la paralysie agitante ; tous les muscles qui s'insèrent à elle se contractent simultanément et concourent à la maintenir dans une position stable, exagérant même sa fixité. » Charcot niait aussi le tremblement de la tête. Presque toujours les oscillations de la tête sont des oscillations transmises par le tremblement des membres, comme il est facile de s'en rendre compte en soustrayant l'extrémité céphalique à l'action de ce dernier.

On a cependant signalé des cas où la tête était animée d'un tremblement propre, analogue au tremblement sénile (Villemin, Wesphall, Lereboullet et Bussard, Mlle Edwards),

7° Enfin, les *cordes vocales*[1] peuvent être animées d'un mouvement de va-et-vient. Chez une femme de soixante-douze ans, MULLER a observé que les cordes vocales, à la phonation, se rapprochaient de la ligne médiane, puis s'éloignaient immédiatement après, pour faire quelques mouvements incomplets d'adduction avant de reprendre la position de respiration.

Dans un fait relaté par ROSENBERG, des contractions se produisaient le long des cordes, de sorte qu'on observait alternativement leur allongement et leur raccourcissement rythmiques.

Ces tremblements divers de la langue, des lèvres, de la mâchoire et des cordes vocales donnent, on le conçoit, des caractères particuliers aux troubles de la parole, — troubles que la raideur musculaire suffit à expliquer dans la majorité des cas.

4. Modifications dans les caractères du tremblement.

Observation VII

Il est habituel que le tremblement parkinsonien s'efface pendant toute la durée d'un acte volontaire. Ce n'est qu'à une période avancée de la maladie que les mouvements volontaires n'ont plus d'influence sur le tremblement : celui-ci persiste, diminué dans certains cas, non modifié dans d'autres. En pareille occurrence, il ne s'agit pas de tremblement intentionnel proprement dit.

[1] Eug. Félix, in *Sem. méd.*, 1900.

Au contraire, chez quelques malades, d'autant plus intéressants qu'ils sont très rares, le tremblement, peu marqué au repos, *s'exagère à l'occasion des mouvements voulus;* son rythme n'est pas alors sensiblement modifié, mais les oscillations augmentent d'amplitude brusquement et peuvent même se généraliser durant le cours de l'acte intentionnel. Cette particularité, signalée par GOWERS, est également notée par un certain nombre d'auteurs, tels que BRISSAUD, DÉJÉRINE, BÉCHET, etc. Récemment ESHNER[1] publiait encore un cas analogue : le tremblement au repos était peu appréciable, intermittent d'ailleurs, mais à l'occasion des mouvements volontaires il apparaissait subitement. — PITRES a pu sentir un tremblement très net, chez une parkinsonienne « sans tremblement », en se faisant serrer les deux doigts de la main par la main de la malade.

LAMACQ[2] rappelle le cas curieux d'un parkinsonien qui avait dans un des membres supérieurs le tremblement habituel de la paralysie agitante, tandis que dans le membre opposé le tremblement était intentionnel, tout à fait analogue à celui de la sclérose en plaques.

Signalons, à ce propos, que le rapport de Lamacq sur « la séméiologie des tremblements », conclut à l'existence de nombreuses formes de transition entre les divers types de tremblements jusqu'ici décrits et à la combinaison possible de plusieurs d'entre eux.

---

[1] ESHNER, *Journ. of Amer. med. Assoc.* (16 févr. 1901).

[2] LAMACQ, Congrès des médecins aliénistes et neurologistes, Nancy 1896; Rapport sur la séméiologie des tremblements.

B) *ANOMALIES DE LA RAIDEUR*

1. **Absence de raideur et raideur très peu marquée.**

Observation XI

Bien que la rigidité musculaire soit le phénomène capital de la maladie de Parkinson, il existe cependant des cas où on ne l'aperçoit pas et où le tremblement caractéristique semble constituer, même à la période d'état, le seul signe important. Cette absence de raideur n'est peut être pas absolue néanmoins, attendu que le plus souvent l'attitude soudée est ébauchée, au moins durant la marche; le « masque » est noté, plus ou moins accentué il est vrai; la démarche est un peu traînante. Quoi qu'il en soit, l'examen des membres et des segments de membre ne révèle ici aucune raideur appréciable. Parmi les faits de ce genre, nous signalerons le cas de RABOT, concernant une jeune fille de dix-huit ans chez laquelle les autres signes du parkinsonisme s'observaient au complet, puis le cas intéressant de BÉCHET, où le début de l'affection remontait à plus de cinq années.

Pour les raisons que nous venons de signaler, il y a lieu de faire des réserves sérieuses sur les observations de paralysie agitante « sans raideur »; il est possible du reste que la rigidité des membres soit survenue plus tard, où même existât à un léger degré, masquée par le tremblement.

2. **Raideur anormalement localisée**

Observations III, VIII, XV

(hémiplégique, monoplégique, paraplégique, croisée)

L'affection qui nous occupe a une tendance naturelle à simuler l'hémiplégie. « Combien de fois en effet les malades arrivent se plaignant d'être paralysés d'un côté du corps et, vérification faite, il s'agit non pas d'une hémiplégie vulgaire, comme on aurait pu le croire, mais d'une maladie de Parkinson qui a débuté par les membres d'un côté et déterminé dans ceux-ci, en dehors de tout tremblement suffisamment accentué, cette inhabileté, cette sorte de raideur qui incommode à un haut degré les malades, et qu'ils prennent aisément pour une paralysie véritable[1]. » Sans doute cette raideur unilatérale est appelée à se généraliser, comme nous le verrons au chapitre de l'évolution, mais il n'en reste pas moins acquis que, pendant de longs mois, plusieurs années même, ce signe peut rester localisé à un côté du corps et donner le change, si l'attention n'est pas attirée sur le début de la maladie et sur les autres phénomènes présentés par le sujet. A ce titre, cette anomalie offre un intérêt réel et mérite une place à part parmi les formes atypiques que nous décrivons dans ce travail.

Les sujets atteints de cette hémiplégie parkinsonienne ne se distinguent de ceux chez lesquels la rigidité est généralisée que par des modifications spéciales dans

---

[1] Pierre Marie, *In Traité de méd. et de thérapeut.* Brouardel et Gilbert. (Art. hémiplégie).

l'*attitude*, dans le *facies* et dans la *démarche*, modifications que nous allons signaler dans les pages qui suivent.

Les formes monoplégique et paraplégique de la raideur sont beaucoup plus rares et ne persistent jamais longtemps; ce sont avant tout des formes de début. Nous en dirons autant de la forme croisée (membre supérieur d'un côté et membre inférieur de l'autre).

3. Contractures véritables. Déformations permanentes excessives.

(Observation XII.)

A une période avancée de la maladie de Parkinson, la raideur musculaire fait souvent place à des contractures proprement dites, lesquelles déterminent des attitudes vicieuses permanentes. C'est aux doigts et à la main que ces phénomènes sont principalement accentués; ils ont été merveilleusement étudiés par Siotis[1], en 1886. Mais, à côté de ces déformations habituelles, dont la description serait un hors-d'œuvre dans ce travail, il en est d'autres qui nous intéressent de plus près, et par leur aspect particulier et par leur degré excessif. Déjerine[1] a décrit dans la paralysie agitante un type de déformation permanente des doigts beaucoup moins fréquent que le type d'extension, c'est le type de flexion, faisant prendre à la main l'attitude du *poing fermé*. Dans cette position, la contracture peut être telle que la pression exercée par les pulpes digitales sur la

---

[1] Déjerine, In *Traité de pathol. générale*, Charcot-Bouchard.

paume de la main arrive à produire de véritables ongles incarnés ; on a la « main de fakir ».

Aux pieds, on remarque assez souvent chez les parkinsoniens de longue date un certain degré d'équinisme et de varus. Dans certains cas, plus rares, cet équinisme et ce varus sont très accentués ; il existe en outre une exagération du creux plantaire et une sorte de griffe caractérisée par « la flexion dorsale excessive de la première phalange des orteils avec flexion plantaire de la deuxième et de la troisième, cette dernière étant plus fléchie que la deuxième ». Déjerine, à qui nous empruntons ces détails, dit lui-même n'avoir observé jusqu'ici que deux exemples de déformations semblables.

Les malades atteints de paralysie agitante ancienne peuvent donc présenter des contractures excessives aux extrémités des membres, sans que leurs autres systèmes musculaires soient notablement touchés. Par contre, quelques sujets, rares aussi, ont les mains et les pieds presque indemnes, alors que d'autres parties du corps sont envahies par une contracture extrême, provoquant des attitudes permanentes tout à fait spéciales. Chez un malade de Lamarche, notamment, les contractures portaient surtout sur les membres inférieurs, qui étaient repliés au point que les talons venaient presque au contact du siège.

4. Anomalies dans le facies, dans l'attitude, dans la démarche.

(Observations VIII, IX, X, XIV.)

Le facies. — Quelques parkinsoniens, malgré la rigidité dont sont envahis leurs membres, malgré l'existence d'une attitude « soudée » bien caractéristique, ne présentent aucune modification du facies, et n'ont pas, par conséquent, le masque si caractéristique de la paralysie agitante. Notre observation VIII, empruntée à la thèse de Béchet, nous fournit un exemple de cette anomalie.

Rares aussi sont les cas où le masque parkinsonien est très apparent, alors que cependant la rigidité des muscles est très marquée aux membres et au tronc.

Ces faits sont en faveur de l'opinion de Brissaud pour qui le facies, chez les sujets qui nous occupent, ne serait pas sous la dépendance absolue et unique de la raideur musculaire et subirait, en outre, l'influence d'un certain état psychique particulier.

Enfin, dans les *formes unilatérales* de la paralysie agitante, le facies est tout à fait spécial et mérite que nous le décrivions ici. La face est asymétrique. La raideur des muscles prédomine dans la moitié correspondante aux membres atteints. Plus accusées d'un côté, les rides du visage augmentent l'aspect triste de celui-ci. La commissure labiale est élevée comme dans les hémiplégies faciales avec contractures ; le bord rouge des lèvres dessine un « point d'exclamation » ; incomplètement oblitérée, la bouche laisse s'écouler par l'angle commissural sain un long filet de salive visqueuse. L'œil du côté atteint est moins ouvert que l'autre. Si on prie le sujet d'ouvrir la bouche, on remarque qu'il a la langue déviée du côté affecté et que, de plus, celle-ci est inhabile et pâteuse,

L'attitude. — Commandée par la rigidité musculaire, qui a une prédilection marquée pour les fléchisseurs, l'attitude du parkinsonien affecte presque toujours le *type de flexion ;* mais chez quelques malades, très rares, on observe au contraire le *type d'extension.* Encore devons-nous scinder cette dernière modalité de l'attitude et signaler un *type d'extension simple* (Charcot, Richer), dans lequel les membres sont étendus, la tête presque droite aussi ; un *type d'extension prononcée avec renversement de la tête en arrière* (Dutil) ; enfin, un type d'extension du tronc et des membres avec flexion du cou et de la tête (Bidon).

Jusqu'à la communication de Bidon[1] (de Marseille), il était admis que quand une attitude était prise, le malade la conservait toute sa vie. L'observation de cet auteur est contraire à cette loi et montre que les diverses attitudes peuvent se succéder chez un même sujet et se combiner à un même moment.

Enfin, un des malades de Béchet, atteint de paralysie agitante unilatérale, présentait une attitude anormale de la tête et du cou, simulant un *torticolis.* Cette inclinaison de la tête et du cou est extrêmement rare, même dans la forme hémiplégique de la maladie de Parkinson, où Berbez ne l'a jamais retrouvée. Toutefois, dans cette dernière variété clinique, il est fréquent de constater l'abaissement de l'épaule, ainsi qu'une légère inclinaison de l'extrémité céphalique en avant et du côté rigide.

---

[1] Bidon, *Revue de méd.*, janv. 1891.

La démarche. — La démarche des parkinsoniens est soumise à plusieurs influences, telles que le degré de rigidité, sa forme, l'intensité du tremblement ; c'est pourquoi il est possible de rencontrer de nombreux types de démarche, s'écartant plus ou moins du type décrit comme habituel. Nous ne croyons pas qu'il nous faille les décrire dans ce travail.

Dans la maladie de Parkinson *unilatérale*, les troubles de la locomotion sont bien réellement atypiques et méritent quelques lignes de description. Ici, la démarche offre une grande analogie avec celle de l'hémiplégie organique compliquée de contracture. La jambe est raide, traîne et *fauche* pendant la marche ; le pied frotte le sol et éprouve une difficulté réelle à s'en détacher. Berbez cite le cas d'un malade qui, pour vaincre la raideur excessive de la jambe, soulevait son pied avec une courroie dont une anse servait d'étrier, pendant que l'autre passait dans l'avant-bras correspondant. Une autre malade dont le pied était immobilisé dans la rectitude, ne pouvait changer de direction sans tourner la pointe de son pied avec le bout de son bâton. Il y a là, comme le dit Brissaud, des « manières » de paralytiques.

CHAPITRE II

**ANOMALIES DANS LES SIGNES ACCESSOIRES.
SIGNES RARES OU SURAJOUTÉS**

I. **Troubles moteurs.**

(Observations V, XIV)

A. Phénomènes d'entraînements très marqués.
— Les phénomènes curieux d'antépulsion, de rétropulsion et de latéropulsion sont fréquents dans la paralysie agitante. Toutefois, ils sont rarement assez accentués pour mettre obstacle à la locomotion du malade
et même à la station debout.

L... Marie (Obs. V), dont nous rapportons l'histoire
— intéressante d'ailleurs à d'autres points de vue —
nous offre un exemple très caractéristique de rétropulsion extrême, Elle ne peut ni marcher, ni se tenir
debout, parce qu'elle se sent aussitôt entraînée vio-
lemment en arrière et prête à tomber ; si on la soutient
par les bras, elle réussit à progresser un peu, mais sa
sensation d'entrainement subsiste néanmoins très vive.
Dans ces conditions, la malade est contrainte à garder
le lit.

Devant des troubles aussi accentués, la curiosité est
naturellement éveillée sur la nature des impulsions
dans la paralysie agitante. Mais nous sommes ici en
présence d'un problème de physiologie pathologique

extrêmement difficile et sur lequel il a été formulé différentes hypothèses.

Voici l'explication que M. le professeur Pierret a
proposée il y a quelques années déjà. « On sait qu'un
des caractères cliniques les plus remarquables de la
maladie de Parkinson est cette raideur musculaire qui
rend tout le corps immobile, comme empalé, et surtout
la lenteur extrême des mouvements. Les malades, à un
moment, ne peuvent exécuter aucun mouvement rapide ; il semble qu'il y ait un obstacle interposé entre
le muscle et le système nerveux central. Que l'influx
soit retardé dans sa marche ou que le muscle soit lui-
même devenu moins sensible à l'excitant physiologique,
les mouvements ne se produisent qu'un temps très appréciable après la détermination prise. Or, c'est à ce
moment qu'on voit apparaître la propulsion et la rétropulsion. Que l'on suppose un de ces malades écarté
si peu que ce soit de la position d'équilibre, il a immédiatement conscience de ces modifications et cherche à
y remédier, car l'intelligence et la sensibilité sont intactes. Malheureusement, si la volonté est intervenue
à temps, il s'en faut que le système musculaire obéisse
assez vite ; le trouble de l'équilibre continue donc à
s'accentuer et toujours incomplètement corrigé, il se
poursuit engendrant un mouvement uniformément
accéléré, jusqu'à ce que le malade soit arrêté ou
tombe. »

A la suite d'une observation d'atrophie musculaire
progressive, dans laquelle l'entraînement en arrière
était extrême, même dans la statiou debout, M. Pierret
considère cette rétropulsion comme étant, dans le cas

particulier, « sous la dépendance d'insuffisances musculaires qui rendent impossible le travail constant d'équilibration sans lequel la station est elle-même impossible ». L'auteur ajoute : « Le corps, incessamment sollicité par les muscles prédominants, est souvent entraîné dans le sens de leur action sans que l'équilibre compromis puisse être rétabli par la contraction rapide des muscles dont le fonctionnement est altéré. C'est qu'en effet la conservation de l'équilibre dans la station nécessite à tout instant des actions musculaires compensatrices qui passent inaperçues tant qu'elles sont faibles, mais deviennent apparentes et souvent pénibles quand le centre de gravité a été brusquement et largement déplacé. » Cette interprétation des impulsions dans le cas présent d'atrophie musculaire progressive, pourrait être donnée aussi, croyons-nous, aux entraînements d'un certain nombre de parkinsoniens, puisque Grasset a rencontré souvent chez ceux-ci des parésies disséminées, c'est-à-dire, en somme, des insuffisances musculaires éparses.

Enfin, il pourrait se faire qu'un élément d'ordre psychique ou vertigineux intervienne ici. Déjerine n'est pas éloigné de le croire, à propos de deux malades qu'il présentait à ses élèves, en 1891, et dont les signes du parkinsonisme s'accompagnaient du symptôme rétropulsion, celui-ci très accentué. C'est aussi l'opinion que nous avons au sujet de Leb... Marie *(Observation V)*.

B. **Les paralysies.** *(Obs. XVI, VI).* — Charcot admet que la force musculaire est normale dans la maladie de Parkinson. BOURNEVILLE cite, au contraire, des cas dans lesquels cette force était très diminuée.

GRASSET essaie de concilier les deux opinions. Pour le professeur de Montpellier, il y aurait chez les parkinsoniens des parésies vraies, mais disséminées, lesquelles n'empêchent pas absolument les actes, mais rendent les suppléances musculaires nécessaires et, par suite, entraînent de la lenteur dans l'exécution et une grande fatigue consécutive. Après différentes analyses par faradisation localisée, Grasset vit de vraies paralysies, mais elles portaient sur des muscles épars, dont l'impotence ne rendait aucun mouvement impossible, mais les faisait tous difficiles et fatigants. « S'il en est ainsi, suivant que la parésie portera sur tel ou tel muscle, la force des fléchisseurs mesurée au dynamomètre sera conservée ou diminuée. »

Quoi qu'il en soit, dans la majorité des cas, on ne constate pas de véritable état paralytique, du moins avant la période de cachexie C'est pourquoi on s'efforce depuis quelques années d'enlever à l'affection que nous étudions, sa dénomination de « paralysie agitante[1] », pour l'appeler « maladie de Parkinson » du nom de l'auteur anglais qui en fit le premier, en 1817, une description régulière.

Les observations de paralysies vraies survenues au début ou à la période d'état se comptent dans la littérature médicale. MONCORGÉ[2] ayant observé un cas de ce

[1] Le second terme « agitante » est impropre aussi, attendu que le tremblement peut manquer, comme nous l'avons vu précédemment.

[2] Moncorgé, *Lyon médical*, 1891.

genre à Lyon, dans le service de M. le professeur Bondet, rechercha des faits analogues et n'en trouva que quatre. Le premier est signalé par Saint-Léger qui relate une paralysie du moteur oculaire commun gauche survenue tout à fait au début de l'affection, mais dont la durée fut courte. Berbez cite un cas de paralysie des muscles de l'épaule gauche, apparue au début de la maladie et accompagnée d'atrophie musculaire très marquée. Dans une observation de Charcot, une paralysie des mêmes muscles est notée chez une malade qui présentait depuis quelques mois seulement les signes de la maladie de Parkinson. Enfin, le sujet de Moncorgé avait dès le début, de sa maladie, de l'hémiparésie droite avec paralysie surajoutée du grand dentelé.

2. **Troubles sensitifs anormaux.**

(Observation XVII)

a. **Subjectifs.** — A la sensation de chaleur, si insupportable pour la grande majorité des parkinsoniens, nous avons à opposer ici la *sensation de froid*. Celle-ci, tout à fait exceptionnelle, a été signalée par Gowers; on la retrouve chez différents malades de Saint-Léger (Obs. IV), de Lamarche (Obs. VI), de Gilli (Obs. XI) etc.

Cette sensation de froid, comme la sensation de chaleur du reste, n'est pas toujours généralisée : elle peut se localiser au genou, au bras... Quelques sujets ont une région du corps qui les brûle, alors qu'une autre partie les glace (Obs. IV, th. Saint-Léger). Enfin, on a observé des crises de froid.

Des hallucinations de la sensibilité générale ne sont pas d'une extrême rareté dans l'affection qui nous occupe. Certains malades, dit CHARCOT, « croient qu'on déchire leurs muscles, que le poids de leurs membres a augmenté ».

Dans une observation de GILLI, le sujet se plaint « de n'être pas d'aplomb » et d'être « trop appuyé sur le côté gauche », bien qu'au contraire il repose presque complètement sur le côté droit ; dans une autre, du même auteur, le malade trouve le côté gauche beaucoup plus lourd, il se figure qu'il va tomber, il dit qu'il a de l'eau dans le ventre.

Certains malades s'imaginent que leur corps enfle, « qu'on tire des milliers de fils » dans l'intérieur de leurs muscles, etc. L'observation II de la thèse de CLAVELEIRA rapporte l'histoire d'un malade qui se figurait « marcher sur du sel » ; il lui semblait que ses bras étaient « rapetissés ».

Les *douleurs* véritables sont fréquentes dans la maladie de Parkinson ; assez vives parfois au début de l'affection, elles deviennent plus tard sourdes, intermittentes, fugaces même. Mais il est des cas où le symptôme douleur prend, au tableau clinique, une importance considérable ; ces faits peuvent être considérés à juste titre, croyons-nous, comme anormaux. LHIRONDEL pensait ainsi lorsqu'il décrivait une *forme douloureuse* de la paralysie agitante. Avant lui déjà ORDEINSTEN, SAINT-LÉGER, VESSELLE avaient attiré l'attention, dans leur thèse, sur les douleurs très pénibles que présentaient quelques-uns de leurs malades. Dans un cas de Villemin, les douleurs précédèrent quatre ans le tremblement.

Ces phénomènes sont toujours à peu près les mêmes : douleurs rhumatoïdes, musculaires ou articulaires, crampes douloureuses, névralgies, etc. ; mais dans le cas particulier, qui nous occupe en ce moment, les souffrances sont très accentuées, tenaces, presque continues. Quelquefois elles revêtent le caractère *fulgurant ;* ROMBERG signalait déjà, en 1851, cette analogie avec le tabès. Nous trouvons des faits à l'appui dans la thèse de SAINT-LÉGER (Obs. VIII), dans celle de Gilli (Obs. X), dans un travail de GRAWITZ *(Deutsch med. Woch.,* 1894, n° 31).

B. Objectifs. *(Observat.* VI). — Il y a très peu de chose à dire au sujet des troubles objectifs de la sensibilité dans la maladie de Parkinson.

On a signalé dans quelques observations de l'hyperalgésie cutanée, distribuée en zones sur certains points des membres atteints, de l'hypoalgésie au contraire en d'autres régions (Palmieri et Arnaud [1]).

KARPLUS [2] confirme ces faits et les dit plus fréquents qu'on ne le croit généralement ; cet auteur a trouvé en outre de l'hypoesthésie.

3. Troubles anormaux du côté des organes des sens.

A. Troubles oculaires. — Ce sont le plus souvent des signes périoculaires, plutôt que des altérations de la

[1] Palmieri et Arnaud, Acad. de Gênes, in *Gaz. degli osped.,* 3 juillet 1899.

[2] Karplus, in *Revue génér. de path. int.,* 1899, p. 78.

vue elle-même. La fixité du regard, l'élévation des sourcils, la raideur de l'orbiculaire, la trémulation des paupières sont des phénomènes fréquemment observés dans la paralysie agitante ; le brouillard devant les yeux est signalé aussi dans un grand nombre d'observations. Le nystagmus est un symptôme beaucoup plus rare (Kœnig).

Galezowski *(Soc. de Biol.*, 1891) attira l'attention sur une amblyopie passagère, sans lésion du fond de l'œil, observée chez quelques parkinsoniens. Dans un cas relaté dans la thèse de Mlle Edwards, ce rétrécissement du champ visuel est indiqué. Il s'agit là d'un trouble fort rare, car les auteurs qui, depuis la communication de Galezowski, ont recherché son existence, n'ont eu que des résultats négatifs (Béchet, Déjerine, etc).

Rappelons le malade de Saint-Léger qui présentait une paralysie incomplète du moteur oculaire commun.

Tout à fait intéressant est le phénomène de *latéropulsion oculaire* signalé par Debove, en 1878 *(Soc. méd. des Hôp.)* et par Newmann l'année suivante *(Progrès méd.*, 1878). Arrivé à la fin d'une ligne, le malade met un certain temps à commencer la ligne suivante, comme si ses yeux éprouvaient une certaine difficulté à changer de direction ; la gêne est encore plus accentuée si le livre est imprimé sur plusieurs colonnes : les yeux se portent involontairement sur la ligne correspondante de la colonne voisine. A l'extrémité d'une ligne, l'œil ne peut s'arrêter et suit la même direction, (phénomène analogue à la propulsion) ; au commencement d'une ligne, l'œil dépasse le but et se porte sur la colonne précédente (phénomène analogue à la rétro-pulsion).

Enfin quelques parkinsoniens ont des *hallucinations de la vue ;* ils voient, la nuit particulièrement, des choses bleues, blanches, vertes, voltiger autour d'eux.

β. **Troubles de l'ouie.** — La dureté d'oreille est constatée chez certains malades (Saint-Léger, Béchet...). Dans quelques cas d'unilatéralité, le sujet n'entend pas de l'oreille du côté atteint. Il y a lieu d'incriminer peut-être, en cette occasion, la rigidité des petits muscles de l'oreille moyenne. L'ouïe comme la vue peut être troublée par des hallucinations diverses.

4 Troubles trophiques.

Si les troubles trophiques sont fréquents à la période terminale de la paralysie agitante (escarres fessières, atrophie musculaire, etc.), ils constituent à la période d'état des phénomènes tout à fait rares. A cette phase de la maladie, on a rencontré des lésions trophiques de la peau, du tissu cellulaire sous-cutané, des muscles, des articulations.

α **Peau et tissu cellulaire sous-cutané.** *(Obs. XVIII, XIX).* — Les troubles trophiques consistent ici tantôt dans une atrophie de l'appareil tégumentaire, tantôt dans son épaississement, quelquefois dans des manifestations sclérodermiformes ; le « glossyskin » a été noté ; enfin des érythèmes, les taches purpuriques, des hémorragies de la peau peuvent aussi s'observer.

Béchet nous donne, dans son observation XII un exemple de ces malades à peau tendue, amincie et luisante comme si elle avait été vernissée. Dans ce cas particulier, les lésions siégeaient aux doigts. — D'après Frenkel *(Zeitscher. f. klin. Med.*, 1899), on trouverait assez souvent des altérations cutanées aux stades précoces de la paralysie agitante. « La lésion consiste dans un épaississement de la peau et dans les adhérences de celle-ci avec le tissu cellulaire sous cutané. Son siège est au niveau des extrémités, au dos, au visage et surtout au front. En certains points l'épaississement est parfois plus marqué que dans d'autres régions ». Suivant cet auteur, il y aurait une rétraction du tissu conjonctif sous-cutané sans lésions épidermiques et ces altérations pourraient expliquer les paresthésies, les douleurs, les brûlures, les troubles vaso-moteurs. — Reuling (Maryland, *Med. Journ.*, 1900) publia récemment l'observation d'un parkinsonien dont la peau présentait les modifications suivantes : au niveau de la région dorsale de l'avant-bras droit, la peau était légèrement luisante (glossyskin) et comme tendue. Sur le bras gauche il y avait un épaississement diffus s'étendant depuis le tiers inférieur de l'avant-bras jusqu'à l'épaule. Autour de cette région épaissie était une zone de plaques circonscrites où les lésions se trouvaient très accentuées. La peau du bras gauche était plus adhérente que celle du bras droit. Un fragment cutané fut prélevé au niveau de chacun des deux bras. Du côté gauche son épaisseur était de 4 millimètres, au lieu de 2 millimèires du côté droit. Ajoutons enfin que sur six cas, Reuling a constaté quatre fois l'existence de troubles cutanés.

Les *érythèmes*, les *taches purpuriques*, les *ecchymoses*, survenant au cours de la maladie de Parkinson, sont connus depuis longtemps ; ils n'apparaissent généralement qu'à une période avancée de l'affection et cette apparition se fait spontanément, à l'insu du malade. Localisés le plus souvent aux membres, à la main principalement, ces troubles trophiques peuvent siéger néanmoins en d'autres régions ; ils ont l'aspect de taches plus ou moins volumineuses, de piqûres de puce, quelquefois assez rapprochées les unes des autres ; ou bien, ils restent isolés sous forme de petites plaques rouges ou violacées à contours tantôt nets, tantôt irréguliers. Leur disposition est généralement symétrique, sauf dans les cas de maladie de Parkinson unilatéralisée ou à prédominance unilatérale. Enfin leur durée ne dépasse guère un ou deux septenaires ; mais ces taches purpuriques et ces plaques érythémateuses sont susceptibles de se reproduire un certain nombre de fois, réapparaissant aux mêmes points que ceux où ils s'étaient localisés tout d'abord.

A l'appui de ces derniers faits, dont Gilli (th. Paris, 1900) parle beaucoup plus longuement dans sa thèse, nous citerons les observations de Claveleira (Obs. I), de Raymond, *(Gaz. méd.* de Paris, 1883), de Talamon et Lecorché *(Études, médicales,* 1887), de Carrière *(Presse méd.*, 1896), de Gilli (Obs. V).

Les *œdèmes* font également partie de la symptomatologie rare de la paralysie agitante. Ils apparaissent brusquement et disparaissent de même, après une durée qui varie de quelques jours à quelques mois. C'est au

membre inférieur — envahi soit en partie, soit en totalité — qu'est leur siège de prédilection ; cependant on
peut les voir ailleurs, notamment aux mains, aux
avant-bras, à la fesse. Leur origine parkinsonienne est
révélée par les signes négatifs du côté du cœur et du
côté du rein.

A. Vincent (th. de Lyon, 1888), nous devons une
étude d'ensemble sur les œdèmes de la maladie de
Parkinson. Avant lui, nous en trouvons des exemples
dans le travail de Claveleira (Obs. III), dans celui de
Saint-Léger (Obs. V), daus les *Études médicales* de
Talamon et Lecorché. Plus récemment, Lamarche
mentionnait un œdème des deux membres inférieurs
chez un individu atteint de paralysie agitante unilatérale.

Nous pouvons signaler à cette place, la *main succulente*, c'est-à-dire cette main œdématiée, violacée et
comme potelée, que Marinesco et Marie ont décrite
dans la syringomyélie, mais qui a été retrouvée depuis
dans un certain nombre d'autres affections nerveuses.

L'observation III de la thèse de Lamarche est l'histoire d'un parkinsonien classique chez lequel la main
présentait absolument les caractères de la « succu-
lence » ; cette main était grasse, lisse, rosée, tirant sur
le violet et luisante. — La même année, Iankoff publiait un cas analogue chez un individu atteint d'hémiparalysie agitante posthémiplégique. — Un des malades de Gilli présente une légère esquisse du phénomène
a sa main gauche.

β. **Muscles.** — *(Obs. XV, XVI)*. L'atrophie musculaire, qui n'est pas absolument rare au stade ultime de la maladie de Parkinson, peut anormalement survenir beaucoup plus tôt, dès le début de l'affection quelquefois. Les faits de ce genre sont très clairsemés. Dans la thèse de LACOSTE, nous trouvons un cas d'atrophie précoce des muscles de l'épaule, atrophie qui fait saillir manifestement le squelette de cette région. VINCENT (th. de Lyon, 1888) note chez un de ses malades, dont le début de l'affection remonte à trois années, une atrophie marquée des muscles des membres supérieurs. BLOCQ cite des faits semblables dans sa thèse sur les « contractures » (1888). Chez plusieurs parkinsoniens unilatéraux, BERBEZ a rencontré de l'amyotrophie. En 1891, MONCORGÉ publie dans le *Lyon médical* l'observation d'un parkinsonien dont les muscles de l'omoplate furent atrophiés et paralysés dès les premiers mois de son affection, avant même que celle-ci ait présenté une symptomatologie nette. Enfin, c'est aux mains quelquefois que se rencontrent les amyotrophies, comme nous le signalent plusieurs observations de SIOTIS.

γ. Articulations. *(Obs. XX).* — Les lésions articulaires de la maladie de Parkinson sont généralement considérées comme étant de nature rhumatismale. Cependant il en est dont l'interprétation reste fort délicate et dans lesquelles le rhumatisme semble n'intervenir aucunement. Ce sont ces cas qui ont permis à divers auteurs à GILLI (th. Paris 1900), particulièrement, de songer à la possibilité de l'origine spinale de pareils troubles et de poser la question des *arthropathies parkinsoniennes.* S'il y a lieu de faire encore des réserves sur ce point, rien

ne s'oppose, pensons-nous, à ce que la paralysie
agitante — affection dans laquelle des lésions médullaires sont fréquemment rencontrées — ait ses arthropathies propres, à l'instar du tabes et de la syringomyélie.

5. Troubles vaso-moteurs et sécrétoires.

Plusieurs des phénomènes que nous avons étudiés
dans le paragraphe précédent (ecchymoses spontanées,
œdèmes, main succulente) pourraient légitimement
trouver place ici parmi les troubles vaso-moteurs,
attendu qu'ils constituent des manifestations à la fois
trophiques et vaso-motrices. Il nous reste à parler de
troubles sécrétoires qui, susceptibles de prendre parfois un développement exagéré, méritent aussi une
mention spéciale dans cette étude des formes anormales
de la paralysie agitante.

α. **Troubles de la sécrétion sudorale.** — On
sait que les parkinsoniens classiques, tourmentés par
d'incessantes et pénibles sensations de chaleur, ont de
l'élévation de la température locale, ainsi qu'un certain
degré d'humidité de la peau ; rarement la sudation est
abondante chez ces individus. Les *sueurs profuses* sont
pourtant signalées dans quelques observations, et l'un
de nos malades (obs. XXI) nous fournit un bel exemple
de ce désordre sécrétoire. Il vient naturellement à l'idée
que la sudation de la paralysie agitante, ainsi que l'augmentation de la température périphérique, pourraient
être dues aux mouvements incessants des malades, au

tremblement. A un examen plus approfondi des faits, cette interprétation est reconnue fausse. En effet, l'élévation de température et les sueurs n'existent pas dans tous les cas, malgré le tremblement ; d'autre part, il y a des maladies de Parkinson sans tremblement dans lesquelles, cependant, les troubles de ce genre sont manifestes ; enfin on ne rencontre pas ces derniers chez d'autres agitants, tels que les vieillards « au chef branlant », les choréiques, etc. Les sueurs ne sont donc pas sous la dépendance de l'agitation des membres ; entre elles et le tremblement, il n'existe aucune relation. C'est à des troubles vaso-moteurs qu'il faut attribuer cette exagération de la sécrétion sudorale dans la paralysie agitante. On observe, du reste, ce phénomène dans d'autres affections nerveuses, notamment dans le tabes, dans le goître exophtalmique, où il relève de la même origine.

β. **Troubles de la sécrétion salivaire.** — Parmi les sujets atteints de la maladie de Parkinson, il en est quelques-uns dont la salive s'échappe abondamment de la bouche. Ce trouble se manifeste par deux mécanismes bien différents, mais capables de se combiner chez un même individu. Dans certains cas, il est dû à l'occlusion imparfaite des lèvres, dont l'inertie permet l'écoulement de la salive hors de ses digues naturelles ; dans d'autres, plus intéressants parce qu'ils sont moins fréquents, il est causé par une hyperactivité fonctionnelle des glandes salivaires, ce qui détermine une sialorrhée vraie.

Celle-ci devient parfois pour le malade un véritable

tourment ; le flux s'exagère quand il parle et à la suite de ses repas ; la nuit, ce même flux mouille son lit profondément ; le jour, il l'oblige à maintenir constamment un mouchoir contre la bouche.

γ. **Troubles de la sécrétion urinaire.** — Bence Jones ayant constaté que dans certaines maladies avec grande dépense musculaire, dans la chorée et le *deli-irum tremens* par exemple, l'urine était souvent modi-fiée qualitativement, divers auteurs ont recherché s'il y avait dans la paralysie agitante des troubles de cette nature. Mais les résultats de cette enquête furent con-tradictoires et très variés. Aussi pouvons-nous consi-dérer comme des signes surajoutés les modifications constatées dans les urines d'un certain nombre de par-kinsoniens.

Regnard (*Prog. méd.*, 1877), trouvait chez beau-coup de ces malades une diminution notable des sulfa-tes, sans changement dans le taux de l'urée. Chéron (*Progr, méd.* 1877) constatait une augmentation des phosphates dans la majorité des cas. Après des recher-ches sérieuses, Saint-Léger, Gurtler, Martha sont, venus successivement contredire les assertions de Chéron. Gauthier (de Charolles) a repris, en 1888, cette question de la phosphaturie et a attribué une im-portance pathogénique réelle à ce symptôme, qu'il rattache à l'excès du travail musculaire. L'année sui-vante Mossé et Banal notaient dans la *Revue de méde-cine* un accroissément sensible des phosphates par rap-port à l'urée.

NOTA. — Peut-être pourrait-on ranger aussi dans la catégorie des troubles vaso-moteurs et sécrétoires les cas rares de *crises gastriques* et de *diarrhées rebelles*, que nous avons trouvées signalées dans quelques observations.

M. le professeur Teissier (de Lyon) qui a signalé des *hémoptysies* dans la paralysie agitante les rattache à des lésions analogues de nature vaso-motrice.

6, **Troubles encéphaliques.**

Les crises vertigineuses, apoplectiformes et épileptiformes font quelquefois partie de la symptomatologie de la maladie de Parkinson, et Martha[1] a pu, dans sa thèse (Paris 1888), présenter une étude d'ensemble de ces accidents.

Dans un certain nombre de cas, les *vertiges* sont constatés au début de l'affection, alors qu'il n'existe encore que des signes prodromiques. Vulpian et Charcot[2] notamment, ont publié l'histoire d'une parkinsonnienne qui, un an avant le début de son tremblement, était sujette à des vertiges presque continuels, rendant sa démarche incertaine et assez intenses parfois pour occasionner sa chute. Chez d'autres malades, c'est à la période d'état qu'existe le vertige. Quelle que soit l'époque de leur apparition, les crises vertigineuses ne sont soumises à aucune règle au point de vue de leur fréquence et de leur intensité. Tantôt passagères, tan-

---

[1] Martha, thèse Paris, 1888.
[2] Vulpian et Charcot, *Gaz. hebdom.*, 1861.

tôt continuelles, elles sont, en général, de courte durée, mais, quelquefois d'une intensité telle qu'elles s'ac= compagnent de perte de connaissance.

Au dire de Martha, les *attaques apoplectiformes* et les *crises épileptiformes* seraient relativement plus fréquentes que les vertiges. Signalées déjà par Vul- pian, dans une de ses cliniques faite à la Charité, en 1879, ces différentes attaques furent mentionnées par la professeur Eichhorst dans son « Traité de patholo- gie interne et de thérapeutique ». Elles surviennent soit au début, soit au cours même de l'affection ; parfois elles annoncent la période ultime. Ici encore l'in- tensité et la fréquence des crises sont très varia- bles : mais ce qui nous paraît important à signa- ler, c'est que — à part quelques cas de mort con- sécutive à une de ces attaques — on ne voit pas d'ordinaire l'évolution de la maladie modifiée par ce fait.

Les vertiges, les attaques apoplectiformes et les cri- ses épileptiformes peuvent se rencontrer chez un même individu, séparés les uns des autres par une période d'accalmie plus ou moins longue. « Il s'agit là, dit Mar- tha, de manifestations bulbaires et cérébrales analo- gues à celles que Giraudeau a étudiées au cours des maladies de la moelle ou de l'encéphale (sclérose en plaques, tabes, myélite chronique diffuse, atrophie musculaire progressive, sclérose latérale amyotrophi- que), et qui, suivant cet auteur, ne sont pas séparées par des limites absolument précises. » Non seulement elles peuvent se trouver réunies sur le même malade, mais on peut trouver encore entre eux, c'est-à-dire

entre le vertige le plus passager et l'attaque apoplec-
tiforme complète, une foule d'accidents intermédiaires.

7. Troubles psychiques.

Malgré une certaine « raideur » de la pensée, un
léger ralentissement de l'idéation, malgré aussi ce masque trompeur qui leur donne l'aspect de gens indiffé-
rents ou hébétés, les parkinsoniens conservent toute
leur lucidité d'esprit au cours de l'affection dont ils sont
frappés. Ce n'est habituellement qu'à la période ultime
de celle-ci que l'intelligence est touchée ; à ce moment,
les troubles psychiques, survenant et s'aggravant chez
des individus aussi notablement cachectisés, sont d'une
interprétation facile, Nous avons en vue, au contraire,
dans ce paragraphe, les désordres mentaux précoces,
les exceptions à la règle que nous venons de formuler.

Au Congrès de Londres de 1881, le professeur BALL
étudia les troubles psychiques de la paralysie agitante.
Après avoir fait remarquer que, bien souvent, il n'existe
pas de relation directe de cause à effet entre cet état
mental particulier et la maladie qui nous occupe, l'auteur mentionnait plusieurs observations où cette relation paraissait indéniable. Vers la même époque, PA-
RANT (de Toulouse) émet la même idée, signale dans les
Annales médico-psychologiques, « la paralysie agitante comme cause de folie » et groupe sous trois chefs
les troubles intellectuels de la maladie de Parkinson.
C'est cette division que nous adopterons dans un instant ROGER, en 1885, publie deux observations de par-

kinsoniens qui présentaient des désordres psychiques.
WILLE, un peu plus tard (1888), rapporte à la Société
de médecine de Bâle l'histoire de deux autres malades
chez lesquels des accidents délirants ont précédé l'éclosion de la paralysie agitante. Enfin, BÉCHET consigne
dans sa thèse une observation à peu près analogue,
sans voir néanmoins, dans ce cas particulier, un lien
manifeste entre les troubles mentaux et les phénomènes de parkinsonisme.

Ces troubles mentaux, au cours de la maladie de
Parkinson, sont assez variés. Dans une première catégorie de faits, il faut ranger les simples modifications
de caractère. Les malades sont exigeants à l'extrême,
méfiants à l'égard de leur entourage, aisément irritables. Quelques-uns pleurent sans motifs, « à la lecture
d'un fait divers quelconque, à propos d'une histoire
triste ou gaie, d'une chanson, d'un morceau de musique
banal, etc., etc. Ces troubles psychiques rappellent à
s'y méprendre ceux que nous observons chez les
pseupobulbaires ». (Brissaud). Un deuxième groupe
comprend des individus dont l'intelligence est réellement touchée, plus ou moins obtuse, suivant les cas.
La mémoire s'est dissipée ; le sujet, plongé dans une
hébétude intense.

Beaucoup plus rares enfin sont les malades atteints
de mélancolie delirante. Ils font partie du troisième
groupe de Parant et leur mélancolie se manifeste par
une anxiété profonde, des idées de persécution, d'empoisonnement, de suicide, des hallucinations de la vue
et de l'ouïe.

CHAPITRE III

ANOMALIES DANS L'ÉVOLUTION

Avant de nous placer sur le terrain des anomalies, qui est ici le nôtre, nous croyons utile de rappeler brièvement l'évolution habituelle de la maladie de Parkinson, ce qui donnera plus de relief aux faits plus rares que nous aurons ensuite à envisager.

Uue paralysie agitante débute tantôt brusquement, tantôt insidieusement et avec lenteur, cela dépend de la cause occasionnelle. Parfois, c'est le tremblement qui ouvre la scène ; dans d'autres cas, au contraire, la raideur musculaire est la première en date ; ces deux symptômes peuvent d'ailleurs s'installer en même temps. La localisation des premiers signes et leur mode d'envahissement observent des règles relativement plus fixes. C'est à la main, dans la majorité des cas, qu'apparaissent tout d'abord les phénomènes ; au bout de quelque temps, ceux-ci gagnent le pied du même côté; ensuite, ils se généralisent en suivant le même ordre que précédemment, c'est-à-dire envahissent le membre supérieur opposé, puis le membre inférieur non encore touché. La maladie a pris alors, à ce moment, sa forme complète et se trouve arrivée à la période d'état. Cependant, l'apparition de cette seconde étape n'est pas toujours facile à déterminer : le tremblement et la raideur, comme nous le verrons, ne se généralisent quelquefois que très tard, et il ne faut pas attendre cette généralisation pour affirmer que la paralysie agitante n'est plus à son début. En réalité, la localisation de ces signes cardinaux importe peu : c'est l'existence de symptômes nets et associés (attitude soudée, masque parkinsonien, troubles de la démarche, anté- ou ré-tropulsion, sensations de chaleur, etc.), ainsi que l'intensité des phénomènes essentiels, qui permettront bien souvent de déterminer la période d'état de la maladie de Parkinson. Celle-ci peut se maintenir pendant de longues années à ce stade d'évolution, avant d'arriver à sa troisième étape, la période de cachexie, si bien décrite par Charcot.

La cachexie Parkinsonienne est tout à fait spéciale ; elle s'installe lentement, sans à-coups et s'accentue ensuite peu à peu. Le tremblement augmente dans des proportions extrêmes et ne s'arrête plus sous l'influence dse mouvements volontaires ; la rigidité musculaire s'exagère en même temps, amenant des contractures vraies et des déformations permanentes ; de ce fait, le malade est obligé de garder le lit ou de passer ses journées sur une chaise. L'état général devient mauvais, la nutrition s'altère profondément, l'intelligence s'obscurcit, des paralysies véritables surviennent ainsi que l'atrophie des muscles. Enfin, le sujet tombe dans le gâtisme, des escarres se montrent au sacrum, l'anasarque apparaît et finalement la mort met un terme à ce long supplice. Dans certains cas, au lieu de succomber aux progrès de cette cachexie, le malade est emporté par une affection intercurrente, une pneumonie ou une broncho-pneumonie habituellement, ou bien encore c'est une attaque d'apoplexie qui brusque le dénouement.

Comme on le voit, la marche de la paralysie agitante est soumise à certaines règles dans ses grandes lignes tout au moins.

·· Il est possible de grouper sous trois chefs principaux les anomalies que peut présenter l'évolution de la maladie de Parkinson :

1. Formes très lentes et formes où les phénomènes restent localisés pendant longtemps à un membre ou à une moitié du corps ;

2. Formes qui évoluent rapidement ;

3. Formes qui rétrocèdent.

1. — Dans certaine formes, disons-nous, les signes cardinaux restent localisés pendant plusieurs années à un membre ou à une moitié du corps. De toutes les modalités cliniques anormales que les phénomènes parkinsoniens sont susceptibles de revêtir, l'unilatéralité est sans conteste la plus fréquente. Nous avons décrit dans notre premier chapitre des variétés de paralysie agitante, où le tremblement est unilatéral, sans qu'il y ait en même temps raideur bien manifeste, ainsi que des types spéciaux dans lesquels la raideur est « hémiplégique », en dehors de tout tremblement appréciable. Il nous reste à signaler — puisque nous n'avons pas eu encore l'occasion de le faire — l'existence d'une forme anormale dans laquelle les deux symptômes essentiels de la maladie,

le tremblement et la raideur, occupent l'un et l'autre et en même temps, un seul côté du corps. La question des paralysies agitantes « unilatérales » est donc plus complexe qu'elle ne paraît au premier abord : il y a des parkinsoniens à tremblement unilatéral, d'autres à raideur unilatérale, d'autres encore chez lesquels ces deux signes affectent l'un et l'autre le type hémiplégique ; sans compter tous les intermédiaires.

A mesure qu'on étudie de plus près l'énigmatique maladie de Parkinson, les observations de cas « unilatéraux » se multiplient davantage, mais celles-ci n'ont cependant pas toutes, à notre avis, l'importance qu'on tend à leur attribuer : elles ne prouvent pas que la paralysie agitante ait un type clinique définitif et bien tranché dans lequel les symptômes et, par suite les lésions se limitent fatalement à un seul côté. Rien ne s'oppose évidemment à l'existence d'un fait semblable, mais la majorité des malades dont on a publié l'histoire pour le démontrer, ne nous paraissent pas démonstratifs. En effet, ces individus se trouvaient au début de leur affection ou bien, unilatéraux depuis quelques mois, un an, deux ans, ils n'avaient pas été suivis plus longtemps. On les examinait à une époque où les accidents « marquaient le pas », pour ainsi dire, alors que ceux-ci étaient vraisemblablement destinés à se généraliser. Cette opinion, basée sur la lecture de nombreux faits que nous avons recherchés, est précisément celle qu'émettait notre maître, le Dr Collet, à propos d'une communication faite récemment par lui à la *Société des Sciences médicales de Lyon*, sur certaines « formes anormales de la maladie de Parkinson ». Notre autre maître, le

Dr Clément, est aussi de cet avis. « En ce qui concerne
la forme hémilatérale, dit ce dernier[1], il est sage de faire
des réserves. Ce n'est pas au bout de quelques mois
seulement qu'on peut considérer les faits où le tremblement existe d'un seul côté, comme des types définitifs
de cette forme hémiplégique. Le plus souvent, le tremblement se généralise, et il faut pour cela parfois un
temps très long. Je me rappelle une malade qui, pendant deux ans, resta soumise à mon observation avec
tous les signes d'une maladie de Parkinson unilatérale,
et que je retrouvai plus tard avec un tremblement
généralisé.

La plupart des malades de ce genre que nous voyons
dans nos services hospitaliers n'y séjournent que quelques mois et nous n'assistons pas au développement
progressif des accidents, à leur généralisation. Ces
sujets nous échappent donc presque tous et vont
échouer dans les hospices d'incurables. Sans nier, bien
entendu, l'existence de la forme unilatérale, je crois
qu'elle est moins fréquente que nous ne sommes por-
tés à l'admettre d'après les cas que nous observons
dans les hôpitaux ordinaires.

Non seulement la paralysie agitante peut se manifester pendant longtemps par un ou plusieurs signes localisés à une moité du corps, mais elle est susceptible
encore de franchir ses autres étapes avec la même lenteur. Ainsi, avant l'apparition du tremblement, il peut
s'écouler plusieurs années durant lesquelles tel mem-

---

[1] Soc. des Sc. méd., séance du 12 mars 1902. In *Lyon
médical*, 4 mai 1902.

bre est engourdi, douloureux, sujet aux crampes, faible
ou raide ; survient ensuite le tremblement qui, frap-
pant une main, un bras, s'y cantonne plusieurs mois,
un an ou deux même, pour se généraliser peu à peu,
par étapes bien nettes. De ce fait, l'affection peut durer
plus de vingt ans ; mais suivant la période d'évolution
où on les examinera, les malades seront trouvés « monoplégiques », « paraplégiques », « hémiplégiques. »

2. — A ces formes très lentes nous opposerons
maintenant les formes à marche accélérée, plus excep-
tionnelles encore et que Gilli a dénommées *précachec-
tiques* pour bien montrer qu'elles entrent d'emblée dans
les phases ultimes de la maladie, sans être toutefois
la véritable cachexie parkinsonienne. Dans ces formes
l'évolution de la maladie est, en effet, comme précipi-
tée. Les forces du sujet diminuent rapidement, il ne
peut plus sortir seul, ses chutes sont fréquentes, dues
à l'impuissance musculaire extrême. L'intelligence et
la mémoire s'obscurcissent de bonne heure.

Enfin la mort survient bientôt, du fait d'une maladie
intercurrente, qui est ordinairement une pneumonie.
— (Obs. XXIII).

3. — Nous avons dit que, dans une troisième catégorie de faits, on pouvait observer une rétrocession de
la maladie. Si en effet, la paralysie agitante évolue toujours d'une façon progressivement envahissante, elle
possède cependant quelques formes susceptibles de
s'améliorer parfois, et même de guérir : ces formes
sont celles dont la cause déterminante paraît être le

rhumatisme (Pierret, Vesselle), ou bien encore celles qui sont d'origine infectieuse et dont l'évolution se fait dans certains cas si rapidement, qu'on est en droit de douter de leur nature véritablement parkinsonienne. (Clément, etc.).

Une malade, dont l'histoire nous paraît très intéressante en raison de l'évolution tout à fait atypique de son affection, c'est celle qu'observait récemment notre maître, le Dr Collet *(Obs. V)*. Chez cette femme la maladie, après avoir frappé les quatre membres, devint subitement unilatérale. Nous devons dire que cette modification s'est produite à la suite d'un ictus apoplectique; mais cet ictus a été si faible qu'il n'a pas déterminé d'hémiplégie des membres atteints primitivement par le tremblement; il en est résulté seulement une légère hémiplégie faciale, ainsi que l'apparition d'une rétropulsion très accentuée rendant impossible la marche et la station debout. Deux mois après cet accident, la parésie faciale de cette femme était beaucoup moins manifeste, la rétropulsion n'existait plus, enfin son tremblement secondairement unilatéral était devenu un phénomène intermittent.

Ce fait est assez délicat à interpréter. Il est à rapprocher des cas où, une hémiplégie survenant brusquement chez un parkinsonien, le tremblement s'arrête dans le côté paralysé (Bychowski)[1], il nous fait songer aussi au pseudo-bulbaire dont notre maître M. Collet, nous entretenait récemment et dont le « rire et pleurer spasmodique » cessa à la suite d'une petite thrombose.

[1] Bychowski, *Arch. für Psych.*, 1898, t. XXX, p. 763.

CHAPITRE IV

ASSOCIATIONS CLINIQUES

Le syndrome de Parkinson se trouve associé dans certains cas à un faisceau de signes qui n'appartiennent pas à la paralysie agitante et dont l'existence révèle alors une affection concomitante. Ces hybridités morbides, d'ailleurs très diverses, trouvent naturellement place ici, à côté des autres formes anormales de la maladie de Parkinson, et nous allons en signaler quelques-unes dans ce chapitre spécial.

L'*hystérie* peut, on le sait, simuler la paralysie agitante, de même qu'elle simule beaucoup d'autres affections de système nerveux, mais à ces pseudo-paralysies agitantes de nature hystérique, il faut opposer les faits, beaucoup plus rares, d'hystérie associée à la maladie de Parkinson. Dans ce dernier cas, les deux affections évoluent chacune pour leur propre compte, et l'influence de l'une sur l'autre ne se manifeste aucunement ; tous les caractères de la paralysie agitante s'affirment, et celle-ci suit son évolution progressive et fatale. Béchet, en 1892, et Chabbert (*Arch. neurol.*, 1893), l'année suivante, ont publié des observations intéressantes à ce sujet.

Charcot, Vulpian et leur élève Ordenstein se sont

attachés à différencier nettement la paralysie agitante de la *sclérose en plaques*. Pourtant, malgré les différences très sensibles qui existent entre ces deux maladies, il y a des circonstances où la maladie de Parkinson et la sclérose en plaques évoluent côte à côte et se combinent, au point qu'on serait tenté de mettre en doute leur autonomie. SCHULTZE, WALTON, REDLICH FURSTNER, MIDDLETON, etc. ont apporté des faits probants à ce sujet. SACHS[1] également publia, en 1894, deux observations intéressantes ; l'une concernait un homme de vingt-deux ans, dont l'affection avait débuté comme une paralysie agitante et s'était terminée comme une sclérose en plaques, l'autre nous mettait, au contraire, en présence d'une femme de trente ans qui avait offert pendant quelque temps tous les signes de la sclérose en plaques et qui eut plus tard les symptômes très nets de la maladie de Parkinson.

La coexistence du *tabes* avec la paralysie agitante, signalée déjà par HEIMANN et par PLACZETH, il y a quelques années, fut constatée plus récemment par DUPRÉ et par HESS. Le malade de Dupré est un vieillard atteint d'artério-sclérose généralisée, chez lequel l'existence du syndrome tabétique s'expliquerait par l'athéromatie des artères spinales postérieures ; les lésions des artères perforantes postérieures, branches de la sylvienne, auraient à leur tour donné lieu au syndrome de Parkinson. Dans l'observation de Hess (in *Deutsch med. Woch.*, 20 sept. 1900), il s'agissait d'un homme qui était tabétique depuis plusieurs années quand, à la

[1] SACHS, *Journal of the nervous dis.*, 1898.

suite d'une forte secousse morale, s'installèrent les symptômes de la paralysie agitante. Aux doigts, aux bras et à la tête il y avait un tremblement rythmique et lent, les jambes tremblaient aussi un peu. Ce tremblement avait ceci de particulier qu'il persistait pendant le sommeil, les mouvements intentionnels ne s'exagéraient pas. Les muscles étaient raides, le regard immobile. Durant la marche, le sujet était entraîné en avant, quelquefois en arrière et même par côté. Besoin incessant de changer de place, sensations de chaleur très vives. A côté de cela, existaient les signes tabétiques : myosis, abolition des réflexes pupillaires, signe de Romberg, absence de réflexe rotulien, douleurs lancinantes, anesthésie et analgésie, incontinence d'urine, impuissance.

Le syndrome pseudo-bulbaire peut se trouver associé au syndrome parkinsonien. Ici même les analogies sont très grandes; BRISSAUD, qui les a particulièrement mises en relief, émet l'hypothèse que l'un de ces syndromes n'est que le complément de l'autre ; la lésion serait localisée, d'après cet auteur, à la région du *locus niger*, au voisinage des noyaux bulbaires de la face, Quoi qu'il en soit, dans un cas de TH. BUZZARD, à côté des signes de la paralysie agitante, on observait des symptômes pseudo-bulbaires: paralysie des muscles de la déglutition, bouche pleine de salive, embarras de l'articulation des mots, regard fixe, masque facial impassible. Rappelons ici que, chez un parkinsonien suivi par M. BARD, on vit s'établir après quelques années le syndrome bulbaire proprement dit : diplégie faciale avec atrophie des muscles de la face et de la langue.

Au milieu de la symptomatologie habituelle des *tumeurs cérébrales* (céphalée, vertiges, vomissements, paralysie des nerfs craniens, troubles de la vue, etc.), on a remarqué quelquefois les signes de la paralysie agitante. Nous citerons dans cet ordre de faits les observations de BOUCHUT, CHARCOT, BLOCQ ET MARINESCO... Si nous ajoutons, que dans la plupart des cas, la tumeur observée à l'autopsie siégeait sur l'un des pédoncules cérébraux, ou bien exerçait sur ceux-ci une compression manifeste, il sera facile de comprendre l'opinion de Brissaud sur le siège anatomique de la lésion dans la maladie de Parkinson.

La *chorée* s'est combinée à la paralysie agitante dans un certain nombre de cas. Ainsi BOINET *(Progr. méd.* 1891) a publié l'observation d'un malade à la fois parkinsonien, choréique et hystérique. TIXIER (thèse Paris, 1899) a vu un sujet atteint de chorée présenter quelque temps plus tard le syndrome de Parkinson. HUET[1] et JOFFROY ont signalé un cas d'athétose double avec symptômes de paralysie agitante.

Dans certaines *diplégies cérébrales de l'enfance*, indépendamment des mouvements choréiques et athétosiques, on peut observer des tremblements survenant dans les membres paralysés ou contracturés ; si l'on joint à ce tremblement la rigidité généralisée qu'on observe parfois, on peut avoir un complexus morbide assez analogue à la paralysie agitante. Chez une jeune malade, et après une discussion très serrée du diagnostic,

---

[1] Huet, th. Paris 1889, *chorée chronique.*

M. Weill[1] s'est vu obligé d'admettre l'existence du syndrome de Parkinson.

L'association du *myxœdème* et de la paralysie agitante a été signalée par Luzzato[2]. Voici l'intéressante observation de cet auteur :

Homme âgé de soixante ans. L'affection a débuté il y a sept ans par une parésie de l'extrémité inférieure gauche, sans douleurs ni troubles sensitifs. En même temps que cette parésie envahissait progressivement les quatre membres, il vint s'ajouter au tableau morbide des tremblements, de la rigidité musculaire et une tuméfaction des diverses parties du corps, due à un œdème dur du tissu sous-cutané.

Actuellement, signes nets de maladie de Parkinson, et de plus, par suite de l'infiltration myxœdémateuse, les mains ont pris une forme globuleuse, les pieds offrent un aspect éléphantiasique, les dimensions du visage sont notablement augmentées (« facies en pleine lune » de Gull), les yeux paraissent petits à cause de l'œdème des paupières.

La peau est sèche, squameuse ; les ongles des doigts et des orteils sont secs, tordus, striés.

On a soumis le malade à la thyroïdothérapie ; mais ni le myxœdème ni la paralysie agitante n'ont été améliorés. Cet insuccès semble prouver que les deux affections, ainsi associées, ont une seule et même origine.

Dreyfous (th. Paris, 1889) a constaté une hémiparalysie agitante au cours d'une *méningite tuberculeuse*.

Maragliano *(Cron. di clin. med, di Genova,* 1894) a vu coexister une *méningomyélite chronique* avec le syndrome de Parkinson.

Knapp *(New-York med. Journal,* 1891) signale un parkinsonien qui présentait de l'*astasie-abasie*.

[1] In thèse de Rouvillois, Lyon, 1898.
[2] Luzzato, *Rivista veneta di scienze med.,* 15 janvier 1899.

CHAPITRE V

DIAGNOSTIC

A. Diagnostic positif.

La maladie de Parkinson commune se reconnaît à première vue il existe, en effet, un ensemble symptomatique tellement caractéristique que le diagnostic s'impose absolument. Au contraire, dans les formes frustes, où l'un des signes cardinaux fait défaut, dans les formes où ces mêmes symptômes s'écartent plus ou moins du type habituel, l'hésitation est possible. Il faudra, en pareilles circonstances et pour asseoir le diagnostic, se baser sur latotalité des phénomènes perçus et ne pas avoir recours seulement à un signe isolé.

Le *tremblement* de la paralysie agitante est tout à fait caractéristique ; c'est un tremblement « *au repos* », cessant ou diminuant beaucoup, ordinairement, dans l'exécution d'un acte volontaire, cessant aussi durant le sommeil ; en produisant des mouvements alternatifs d'extension et de flexion dans les membres et dans les segments de membre, le tremblement parkinsonien simule certains actes coordonnés : le malade semble émietter du pain, compter des écus, filer de la laine, battre du tambour ; au pied, on dirait qu'il bat la mesure. Les oscillations sont uniformes, rythmiques, lentes, continues et de 'faible amplitude. Ce sont les extrémités des membres qui tremblent ; mais le poignet, l'épaule, le genou peuvent être aussi le siège de mouvements alternatifs de flexion et d'extension. La tête ne tremble presque jamais par elle-même.

La raideur musculaire et *les attitudes* que celle-ci détermine sont très spéciales ici. Le corps et la tête sont penchés en avant et immobilisés dans cette attitude ; les coudes sont légèrement écartés du thorax, les avant-bras fléchis sur les bras, les mains sur les avant-bras. Les traits de la face sont immobilisés, le visage est triste ou hébété, le regard fixe, la parole lente et saccadée. Influencée également par la rigidité des muscles, *la démarche* des parkinsoniens est absolument typique : ceux-ci ont une *difficulté très grande à se mettre en train*, ils hésitent quelques instants avant de se lever pour marcher, puis subitement ils partent, le tronc projeté en avant et la tête plus en avant encore. Les pas sont petits, précipités et sautillants. Comme s'il était poussé devant lui sans pouvoir se retenir, le sujet accélère de plus en plus sa marche et « semble courir après son centre de gravité » (Trousseau.) Ce caractère de *propulsion* n'est pas constant ; durant la marche, on peut voir aussi de la *rétropulsion,* c'est-à-dire une tendance invincible à marcher à reculons. ou bien le malade se sent entraîné par côté *(latéropulsion).*

Malgré la difficulté qu'il éprouve à marcher et à remuer les membres, le parkinsonien a un *besoin constant de se mouvoir,* il est raide et cherche ainsi à se déraidir ; enfin une *sensation de chaleur* constante et très pénible le tourmente.

Tels sont les principaux signes de la maladie de Parkinson, tel est l'ensemble symptomatique que l'on devra toujours rechercher. Il faudra même pousser plus loin les investigations, consulter l'étiologie, le mode d'apparition des phénomènes et suivre attentivement l'évolution de ces derniers.

B. Diagnostic différentiel.

Le tremblement. — Le tremblement de la maladie de Parkinson est donc — nous venons de le voir — très caractéristique. C'est sur lui que devra porter l'attention dans les cas où la raideur musculaire n'existera pas encore ou sera très peu marquée.

a) *Le tremblement de la sclérose en plaques* a des caractères tout autres ; il est « intentionnel ». L'expérience du verre montre de grandes oscillations, survenant dès que le sujet accomplit un acte volontaire et augmentant à mesure que le but approche. En outre, le tremblement de la sclérose en plaques est massif et part de la racine du membre (Marie). Le nystagmus, enfin, est ici un signe important.

Nous avons vu que dans la paralysie agitante il y avait parfois des oscillations qui s'exagéraient pendant les mouvements intentionnels, ainsi que du nystagmus.

b) *Le tremblement sénile* atteint d'abord et surtout la tête à laquelle il imprime des mouvements de négation ou d'affirmation ; il envahit ensuite les muscles de la mâchoire, les lèvres, la langue, quelquefois les membres supérieurs, mais rarement les inférieurs.

Les oscillations sont lentes et se manifestent au repos, comme dans la maladie de Parkinson. Contrairement au tremblement de cette dernière, le tremblement sénile ne présente pas un temps d'arrêt momentané, au début des mouvements volontaires.

c) *Le tremblement héréditaire*, de même que le précédent du reste, n'est pas accompagné de rigidité musculaire. Son principal caractère est d'être familial, d'atteindre plusieurs personnes de la même famille, ce qui se rencontre très rarement dans la paralysie agitante (Clérici et Médéa). Il devient plus intense pendant les mouvements volontaires, s'accroît le matin pour s'atténuer le soir.

d) *Le tremblement du goitre exophtalmique* est menu, rapide, vibratoire. Il est associé aux autres signes de la maladie de Basedow; c'est un tremblement en masse de tout le membre supérieur; les doigts ne tremblent pas individuellement.

e) *Les tremblements toxiques* (alcool, mercure, plomb) ont une étiologie particulière, coexistent avec d'autres signes qui ne trompent guère, parmi lesquels ne se trouvent pas la raideur musculaire et le masque de la maladie de Parkinson.

f) *Les tremblements hystériques*, si variés de formes, affectent quelquefois le type parkinsonien. Leur apparition brusque, à la suite d'une émotion ou d'un traumatisme, dans certains cas, peut rendre leur interprétation délicate. Aussi, devra-t-on toujours rechercher les stigmates de l'hystérie, sans oublier que la paralysie agitante et cette névrose peuvent évoluer sur un même individu, en même temps et indépendamment l'une de l'autre.

g) *La chorée et les mouvements choréiformes* ont des secousses arythmiques, qui ne répondent à aucun mouvement coordonné, et ne constituent pas des tremblements véritables.

h) *L'athétose* ne saurait davantage être confondue avec le tremblement qui nous occupe ; elle est caractérisée par des mouvements oscillatoires, incoordonnés, ayant quelque analogie avec les mouvements choréiformes, mais très lents et d'une amplitude exagérée ; l'extension des divers segments du membre les uns sur les autres est poussée à ses dernières limites ; il en résulte des attitudes bizarres absolument caractéristiques.

Même dans les cas d'hémi-athéthose il sera facile de différencier ces mouvements du tremblement parkinsonien. Du reste, il existe d'autres signes concomitants.

i) *Tremblements post-hémiplégiques.* — Des mouvements anormaux, spontanés, peuvent accompagner ou suivre l'hémiplégie organique, survenue à la suite d'une hémorragie ou d'un ramollissement cérébral ; ils peuvent même la précéder (mouvements préhémiplégiques).

Mais ces mouvements ne constituent pas, dans la grande majorité des cas, des tremblements véritables ; il s'agit d'hémichorée, d'hémiathétose, quelquefois d'hémiataxie, autant de manifestations qu'il est facile de différencier des oscillations rythmées, régulières et coordonnées du tremblement parkinsonien.

Cependant, parmi les phénomènes tardifs susceptibles d'accompagner l'hémiplégie, GRASSET[1] a décrit un
tremblement à forme de paralysie agissante, et DEMANGE
et RICOUX[2] une forme de sclérose en plaques.

Si nous signalons d'autre part que ces divers mouvements post-hémiplégiques peuvent coexister sur le
même malade, ou bien se transformer et passer d'une
forme à l'autre, nous comprenons que « les lésions qui
les produisent sont probablement très voisines et intéressent à peu près les mêmes faisceaux musculaires »
(Gilli). Jusqu'à ces dernières années, on croyait que
l'hémiparalysie agitante post-hémiplégique se différen-
ciait par l'absence de l'attitude et du facies parkinsoniens, par l'absence aussi des mouvements d'antépulsion et des sensations de chaleur. Brissaud soutient le
contraire ; d'ailleurs de nombreux faits vont à l'encontre
de cette opinion.

WESPHALL publiait en 1877, dans les *Annales de la
Charité*, l'observation d'un homme de soixante-dix ans
qui, quatres années auparavant avait eu une attaque
d'apoplexie avec hémiplégie gauche. Quelques semaines après, ce malade tremblait de la tête et du bras
gauche, puis des membres du côté droit ; le facies prit
l'aspect parkinsonien, les extrémités étaient rigides.

Deux années plus tard, GRASSET parle dans ses
leçons (1879, t. II, p. 502) d'une femme hémiphégique
à droite présentant un tremblement du bras droit qui
cessait dans les mouvements volontaires ; elle avait en

---

[1] Grasset, *Leç. sur les mal. du syst. nerv.*, 1879, t. II, p. 502.
[2] Ricoux, thèse Nancy, 1882.

outre l'attitude caractéristique du parkinsonien, ainsi que le facies, les sensations de chaleur, etc.

LEYDEN (Nothnagel *Gehirn Krankeiten*, 1879), OPPOLTZER, AUERBACH *(Berl. klin. Woch*, 1882, n° 6), Th. BUZZARD (cité p. Iankof, thèse de Montpellier, 1899), rapportent des cas analogues.

En 1882, LECORCHÉ et TALAMON[1] citent le cas d'un homme de soixante-cinq ans qui, depuis deux ans se plaignait d'engourdissement et de fourmillements dans les jambes et le bras droit. Paralysie passagère qui disparut au bout de quelques jours. Depuis une semaine, le côté droit s'affaiblit de nouveau, le malade eut la jambe embarrassée et la tête lourde. A la face, contraction limitée de l'orbiculaire des lèvres qui plisse la lèvre supérieure et la relève vers le nez en produisant une grimace. Parole embarrassée, empâtée, confuse, avec bredouillements par moments. Pas d'aphasie. Hémiplégie incomplète à droite, sans contractures. La main droite est agitée d'un tremblement continu analogue à celui de la maladie de Parkinson ; elle a l'attitude d'une main qui tient une plume à écrire. Sous l'influence de la volonté, le tremblement s'arrête.

La thèse de RICOUX (Nancy, 1882) relate plusieurs faits de ce genre ; BROUSSE (*Gaz. hebd. S. méd.*, 1886), JOHNSTON *(Lancet*, décembre 1895) BERNARDT *(Arch. f. Psych*, 1995), SKALA... en ont) également publié.

Ces cas sont difficiles à interpréter. Faut-il considérer comme des parkinsoniens de tels hémiplégiques ?

---

[1] LECORCHÉ ET TALAMON : *Etude faite à la maison municipale de santé*, Paris, 1882. Observ. citées p. Ricoux et Iankoff.

« N'est-il pas légitime de conclure, dit Brissaud, que la localisation centrale de la paralysie agitante est analogue à celle de l'hémiplégie ? » Toutefois; il est un certain nombre de signes qui existent chez les hémiplégiques atteints de tremblement et qui ne se rencontrent pas dans la maladie de Parkinson ; c'est la contracture vraie, l'exagération des réflexes et la trépidation épileptoïde. On apprend qu'il y a eu un ictus au début, après lequel tout un côté du corps est paralysé, puis que le tremblement s'est établi à l'époque où les mouvements commençaient à revenir.

La raideur. — Dans les cas sans tremblement, le clinicien doit étudier de très près la raideur musculaire. Si cette dernière est généralisée il est assez facile d'asseoir le diagnostic, car l'attitude du malade, son facies et sa démarche sont absolument caractéristiques. Quand, au contraire, la rigidité est localisée (monoplégique, paraplégique, hémiplégique), on peut éprouver quelques difficultés.

a) *La contracture des hémiplégiques* ordinaires offre de grandes ressemblances avec l'hémiplégie parkinsonienne. Même déviation de la face, même attitude des membres ; dans les deux cas le malade marche en « fauchant ». Mais l'hémiplégie vulgaire succède à un ictus apoplectique et la contracture, précédée d'une période de flaccidité des muscles, est en général tardive. Dans la maladie de Parkinson, l'hémi-raideur est toujours progressive.

Tandis qu'il est possible de fléchir les segments des

membres chez un parkinsonien unilatéral, on ne peut pas arriver à ce résultat chez un hémiplégique.

D'un côté les réflexes sont exagérés et il existe de la trépidation épileptoïde, de l'autre ces mêmes réflexes sont assez fréquemment normaux.

Les troubles de la parole et l'intelligence diffèrent également dans les deux cas.

b). *Les contractures hystériques* peuvent présenter quelques analogies avec la rigidité musculaire de la paralysie agitante. Elles affectent différentes formes, mono-plégiques, paraplégique, hémiplégique, quadriplégique et, en dehors de ces types tranchés, il est possible de rencontrer toutes les combinaisons topographiques.

Le diagnostic se fondera surtout sur les antécédents et sur l'existence des stigmates caractéristiques de la névrose.

c) *La paralysie spasmodique* est à différencier de la variété paraplégique que revêt parfois une maladie de Parkinson à son début. L'exagération des réflexes rotuliens, l'existence de la trépidation épileptoïde ne font pas partie du tableau clinique ordinaire de la paralysie agitante, dans laquelle il existe, au contraire, une attitude, un facies et des entraînements caractéristiques, sans parler des autres symptômes.

d) *Le rhumatisme articulaire chronique* peut simuler une maladie de Parkinson sans tremblement ; dans les deux cas, l'attitude générale est jusqu'à un certain point la même ; la rétraction des muscles, les déviations de la colonne vertébrale, les déformations des extrémités, l'étiologie même peuvent déterminer des cas très embarrassants. Nous avons déjà agité cette

question à propos des arthropathies parkinsoniennes.
Peut-être existe-t-il des maladies de Parkinson de
nature rhumatismale, comme le pense Vesselle et Pierret ; mais il est certain que l'association du rhumatisme
et de la paralysie agitante existe chez beaucoup de
malades, association qui imprime à la maladie un cachet
spécial et lui donne des allures un peu particulières.

Les rétractions tendineuses et musculaires qui
accompagnent le rhumatisme chronique ne ressemblent
pas absolument aux déformations dues à la rigidité
musculaire parkinsonienne : on arrive à corriger presque complètement ces dernières, même dans les cas
où elles sont très prononcées. Les tuméfactions, les
raideurs articulaires, les bourrelets osseux, les craquements manquent dans les cas purs de maladie de Parkinson et se rencontrent, au contraire, dans le rhumatisme articulaire chronique. L'atrophie des os et
celle des muscles sont observées communément dans
ce dernier ; ce n'est qu'à une époque tout à fait
tardive qu'apparaissent les amyotrophies dans la paralysie agitante.

En résumé, malgré l'absence ou les modifications
d'un signe essentiel, malgré l'adjonction au tableau
morbide d'un symptôme rare, il sera facile dans la
grande majorité des cas de diagnostiquer une maladie
de Parkinson. Mais il faudra se rappeler que les symptômes fondamentaux de la maladie de Parkinson n'ont
pas une valeur spécifique quand on les prend isolément ;
« ils n'acquièrent une importance réelle que lorsqu'on
les considère dans leur relation réciproque et dans
leur mode d'évolution » (Lereboullet et Bussard).

CHAPITRE VI

ÉTIOLOGIE ET PATHOGÉNIE

1. Étiologie

Influence de l'étiologie sur l'évolution de la maladie
de Parkinson.

L'influence étiologique des **émotions vives**, des fortes **secousses morales** est celle que l'on rencontre le plus fréquemment. Nous verrons plus loin comment on peut expliquer l'existence des lésions véritables déterminées par une pareille cause.

Le **traumatisme** est à l'origine d'un grand nombre de maladies de Parkinson (Charcot, Vandier, Deschamps, Glorieux, Kraff-Ebing, Linow...).

Le **froid humide** joue aussi parfois le rôle de cause déterminante ; il en est de même des **infections** (Saint-Léger, Vincent, Frank, Lannois, etc.); enfin le **rhumatisme** semble être le point de départ de l'affection dans cette forme que l'on a appelée « forme rhumatismale ». Ajoutons que parfois la maladie se développe sans cause occasionnelle bien nette.

Si des causes aussi disparates peuvent réaliser le syndrome de Parkinson, chacune d'elles est capable de donner à celui-ci des allures un peu spéciales et une évolution particulière. Ainsi, un début brusque des phénomènes est le fait des paralysies agitantes qui surviennent à la suite d'une émotion et, en dehors de cette cause morale, le début lent et progressif est plutôt la règle. D'autre part, le tremblement est le premier signe par lequel s'établit une maladie de Parkinson qui apparaît à la suite d'une frayeur ou d'une émotion; aussi les formes « sans tremblement » sont très rarement d'origine émotive.

Le surmenage local explique dans bien des cas la localisation anormale des premiers signes et le mode atypique d'envahissement. KRAFFT-EBING[1] a remarqué que sur quatre-vingt-huit cas de maladies de Parkinson non traumatiques, le début se fit toujours aux membres supérieurs, et cinquante fois à droite, trente-huit fois seulement à gauche. Il semble donc par là que c'est le membre supérieur droit qui fatigue le plus, qui est frappé ordinairement le premier. Le même auteur relate à l'appui de ses idées deux faits: l'un de paralysie agitante ayant débuté par le membre supérieur gauche, chez un peintre qui tenait sa palette de la main gauche; l'autre chez un tourneur qui, s'appuyant sur le pied gauche, faisait avec le droit mouvoir une roue. Ici, l'affection débuta au pied gauche. HEIMANN observa un homme qui, s'électrisant pour une paralysie faciale et tenant l'électrode de la main gauche, fut pris de paralysie agitante à ce niveau. Enfin, FRANK-HOCHWART a rapporté le cas remarquable d'un boucher qui égorgeant

---

[1] Krafft-Ebing, *Wiener klin. Woch.*, 2 février 1899.

tous les jours jusqu'à 150 oies qu'il frappait de la main gauche, fut atteint de paralysie agitante à ce niveau. Par suite, l'influence du surmenage local sur la localisation des premiers signes semble incontestable ; elle se retrouve dans plusieurs de nos observations.

Les maladies de Parkinson d'origine traumatique, débutent de même, au niveau du point traumatisé ; voilà pourquoi, dans ces cas, le début se fait fréquemment par le membre inférieur.

Lorsque la maladie reconnaît pour cause une *infection*, son évolution peut ne pas différer sensiblement de l'évolution ordinaire : les symptômes s'installent après une fièvre typhoïde (Vincent, Frank), une scarlatine (Crespin), une rougeole (Lannois), une pneumonie, etc. et peuvent persister et se généraliser dans la suite, sans rétrocession ; ou bien, au contraire, le syndrome de Parkinson, quoique au complet parfois, se fait remarquer par une fugacité telle qu'on ne peut guère le considérer comme une paralysie agitante vraie ; c'est plutôt une pseudo-paralysie agitante post-infectieuse. Tel est, par exemple le fait intéressant publié en 1869, par M. CLÉMENT, dans le *Lyon médical*. C'est un malade qui, dans le cours d'une fièvre typhoïde, présenta des troubles de la motilité qui simulaient à s'y méprendre ceux de la paralysie agitante ; le tremblement avait lieu au repos, le malade semblait filer de la laine ; il avait de plus l'attitude spéciale, il se levait tout d'une pièce, la parole était lente, brève, laconique ; en un mot, le tableau symptomatique était tout à fait, dit M. Clément, celui d'une paralysie agitante à la deuxième période. Ce tremblement a persisté pendant tout le cours de la fièvre, intense surtout du dix-huitième au trentième jour ; à partir de cette époque, il a été en diminuant pour disparaître tout à fait avec la convalescence.

Quant au *rhumatisme,* il donne lieu à des formes de maladies de Parkinson dans lesquelles les troubles subjectifs de la sensibilité sont précoces et intenses ; les déformations sont parfois très accentuées, les arthropathies fréquentes ; enfin, ces formes peuvent s'améliorer et même guérir (Vesselle).

Parmi les causes prédisposantes de la paralysie agitante, l'*âge* présente, au point de vue qui nous occupe, un intérêt réel. Longtemps, on avait cru que cette maladie était réservée aux individus ayant dépassé la quarantaine. Or, on a publié un certain nombre de faits où la symptomatologie du syndrome de Parkinson s'observait assez au complet chez des sujets âgés de trente ans et au-dessous, quelquefois même des enfants ; ces faits ont été réunis par Rouvillois dans une thèse récente (Lyon, 1899). Le tableau tracé par cet auteur ressemble absolument à celui qu'on observe chez les adultes et les vieillards. Même tremblement, même raideur, même attitude, propulsion et rétropulsion, etc.

La marche de l'affection est également lente et progressive ; à partir du moment où la maladie à été confirmée, il semble que le patient ait été figé et que son évolution physique et morale ait été arrêtée. La durée semble devoir être dans tous les cas indéfinie. Mais si, chez ces jeunes sujets, il existe des cas purs, faciles à reconnaître à première vue, il en est d'autres où, à côté des symptômes inhérents à la paralysie agitante, on rencontre des signes nouveaux appartenant à d'autres affections nerveuses : les associations cliniques seraient donc plus fréquentes dans le jeune âge.

Tout en conservant son caractère fondamental, la raideur et l'attitude spéciales, associées au tremblement, le syndrome de Parkinson ne présenterait pas toujours un aspect aussi fixe que celui des individus plus âgés. Rouvillois explique cette diversité d'aspect par une variabilité étiologique plus grande (rougeole, méningo-encéphalite, peut-être tumeur cérébrale, etc.). Chez le vieillard, au contraire, la cause productrice du syndrome serait plus constante ; ici, les lésions de sénilité des centres nerveux seraient les plus fréquentes, et, comme ces lésions sont sensiblement les mêmes, les symptômes auraient une fixité plus grande.

2. **Pathogénie**.

La pathogénie de la maladie de Parkinson n'est pas élucidée, à l'heure qu'il est. d'une façon parfaite et définitive. Plusieurs théories sont en présence : l'une considère cette affection comme une névrose, une autre en fait une myopathie, une troisième attribue les phénomènes à des lésions du système nerveux central.

I. — La première de ces théories est la plus ancienne, mais l'idée de névrose perd cependant du terrain chaque jour. Il est assez difficile de s'imaginer une névrose qui, une fois installée, évoluerait d'une façon progressive, envahissant peu à peu tout le corps sans rémission aucune — dans la grande majorité des cas, du moins — et aboutissant enfin à la cachexie et à la mort. Si, au premier abord, un choc moral violent, comme facteur étiologique de la maladie de Parkinson, plaide en faveur de la nature névrosique de celle-ci, cette même cause peut, néanmoins, donner lieu à une interprétation plus conforme aux enseignements de la clinique. Rien ne s'oppose à ce qu'un traumatisme psychique puisse déterminer des troubles circulatoires profonds, capables de bouleverser la nutrition des éléments nerveux d'une façon irréparable et de donner naissance à des altérations définitives et progressives. « On meurt bien de la peur ! dit Brissaud. Ne nous hâtons donc pas de décider qu'une maladie organique ne puisse pas être la conséquence d'un simple choc nerveux. »

D'ailleurs, d'autres affections du système nerveux peuvent relever de grands chagrins, de dépressions morales subites et profondes, notamment certaines paralysies pseudo-bulbaires (Brissaud), certaines chorées (Krafft-Ebing).

II. — *P. Blocq* est le principal défenseur de la doctrine myopathique. Cet auteur a décrit différentes lésions des faisceaux musculaires dans la paralysie agitante, lésions sur lesquelles nous ne pouvons insister ici, mais qui sont peut-être plutôt des altérations secondaires, et non des lésions génératrices. Rappelons que pour *Gauthier* (de Charolles), la rigidité musculaire serait produite par les muscles eux-mêmes, sans l'intervention du système nerveux. Les fatigues musculaires détermineraient une phosphaturie, laquelle amènerait à son tour la raideur, phénomène capital de la maladie.

III. — Aujourd'hui, on a une tendance très marquée à considérer la maladie de Parkinson comme une affection organique des centres nerveux. Mais les altérations constatées dans l'encéphale et dans la moelle des parkinsoniens sont très variables suivant les cas. Tantôt la moelle et l'encéphale sont touchés l'un et l'autre d'une égale façon, tantôt les altérations semblent porter plus particulièrement sur un seul de ces appareils ; ou bien on a affaire à des lésions diffuses, ou bien celles-ci sont plus spécialisées (protubérance, bulbe, pédoncules, cornes antérieures de la moelle, canal de l'épendyme, cordons latéraux, cordons postérieurs, etc.).

La nature des lésions varie également beaucoup : ce sont des scléroses, des lésions vasculaires, des dégénérescences cellulaires, de l'hypérémie généralisée (Gordinier), des tumeurs même....,

Il est assez malaisé de tirer de toutes ces constatations une conclusion précise. Mais en présence d'une symptomatologie aussi fixe et d'une évolution morbide aussi régulière que celles de la maladie de Parkinson, on ne peut guère considérer les diverses lésions trouvées à l'autopsie comme de simples coïncidences. Comment concilier les résultats si variés des auteurs qui se sont occupés ici de l'anatomie pathologique ? Il est à croire qu'il y a des lésions multiples, diffuses, intéressant toujours les mêmes faisceaux nerveux, c'est vrai, mais pouvant porter sur tel ou tel point seulement, ou sur plusieurs d'entre eux ; la nature de ces altérations importe peu. Cette manière de voir explique la diversité des causes déterminantes (choc moral, traumatisme, infection, rhumatisme, etc); elle trouve encore un appoint sérieux dans la multiplicité des formes cliniques que nous a révélée ce travail et dans les associations morbides dont nous avons également parlé. Pour nous donc, il n'y aurait pas une seule maladie de Parkinson, mais des maladies de Parkinson à pathogénie et à lésions différentes; plutôt qu'à une entité morbide bien définie, nous avons affaire à un syndrome. Cette opinion est aussi celle de nombreux auteurs, notamment de Vesselle, de Vincent, de Rouvillois, de Lamarche, de Gilli.

Brissaud, dans ses leçons de 1894, localise la lésion de la maladie de Parkinson dans la zone sous-thalamique, au voisinage du *locus niger*. C'est en ce point, « aux confins des fibres des mouvements volontaires et des mouvement automatiques », que siègerait le centre supérieur du tonus musculaire, et l'irritation permanente de ce centre dans la maladie de Parkinson produirait la rigidité des muscles et l'attitude soudée.

OBSERVATIONS

OBSERVATION I (inédite).
(Due à l'obligeance de M. le Dr Collet).

Paralysie agitante sans tremblement.

P... Jeanne, cinquante-cinq ans, ménagère, entrée à l'Hôtel-Dieu le 30 août 1901, dans le service de M. le professeur Lépine, suppléé par M. Collet.

Rien de névropathique dans les antécédents héréditaires.

Mariée à vingt-cinq ans. Pas d'enfants.

Malade pour la première fois à quarante-cinq ans, époque où elle eut une pneumonie très grave. Immédiatement après survinrent pour elle des chagrins divers qui la fatiguèrent beaucoup et lui ravirent tout sommeil. A la suite de ces ennuis, J. P... sentit son bras droit très lourd ; elle pouvait s'en servir, cependant, comme par le passé, mais progressivement elle eut de la peine à faire son ménage, à laver sa vaisselle, à balayer ; toutefois, ce qui l'étonnait, c'est qu'elle pouvait très bien porter les objets lourds et de véritables fardeaux. Cette fatigue et cette maladresse, tout en s'accentuant, ont persisté jusqu'à maintenant.

Depuis quatre ans la malade à des douleurs derrière la tête et des crispations qui la forcent à renverser la tête et la feraient tomber. Ces douleurs passent quelquefois en avant et la serrent comme dans un étau. Tout ceci se produit lorsqu'elle est debout et disparaît quand elle est couchée. Lorsqu'elle marche, les jambes se crispent. Il lui semble que tout marche avec elle, plancher, trottoir, etc. ; elle a peur de perdre l'équilibre et se voit obligée de donner le bras à quelqu'un. Sa vue se trouble parfois et il lui semble qu'elle a des brouillards devant les yeux.

Objectivement, on constate que la malade a la parole caractéristique de la maladie de Parkinson; cette gêne de la parole existerait depuis trois ou quatre ans.

Le masque est également celui de la paralysie agitante. Le visage est symétrique. Rien aux yeux. Pas d'inégalité dans les dimensions des membres.

La sensibilité est normale; le sens musculaire est conservé.

La malade tient son bras droit fléchi, l'avant-bras à angle droit sur le bras. Les doigts sont réunis, allongés, la face antérieure du médius et de l'index, comme si la malade tenait une prise avec les trois premiers doigts.

Les réflexes rotuliens semblent un peu exagérés. Les réflexes tendineux de l'avant-bras sont normaux du côté gauche; à droite, au contraire, ceux-ci paraissent diminués.

Si on fait marcher la malade, elle se plaint que la tête lui tourne et on voit qu'elle perd l'équilibre facilement. L'occlusion des yeux facilite la chute.

La malade à une attitude raidie et de la tendance à la contracture.

Le 16 septembre elle quitte l'Hôtel-Dieu. Son état, cependant, ne s'est pas amélioré.

OBSERVATION II (inédite).

(Due à l'obligeance de M. le Dr Collet).

Paralysie agitante à tremblement unilatéral.

Ep.. , soixante-six ans, sabotier, entré à l'Hôtel-Dieu le 23 octobre 1900, parce qu'il tremble de tout le côté droit du corps. Parents morts, le père d'une affection abdominale, la mère d'une maladie indéterminée. Un fils bien portant, une fille morte phtisique.

Fluxion de poitrine à vingt ans, jamais de rhumatisme, pas de syphilis, pas d'excès alcooliques; bonne santé habituelle.

L'affection actuelle remonte à dix mois; quelques douleurs au niveau de la cuisse droite, ainsi qu'au pied, marquèrent le début. Ces douleurs, assez légères, du reste, envahirent ensuite le membre supérieur du même côté. Presque aussisôt il se mit à trembler de ce côté du corps. Le tremblement s'installa insidieusement, sans cause occasionnelle et augmenta progressivement, commençant par la jambe, puis remontant au bras. Au début de ces troubles, il n'y eut ni vertige ni perte de connaissance.

A l'entrée, on constate un tremblement de tout le côté droit du corps (membre inférieur aussi bien que membre supérieur), mais qui respecte la face. Ce tremblement rappelle absolument celui de la paralysie agitante : les doigts se fléchissent et s'étendent en s'opposant au pouce ; au membre inférieur, le pied tremble également et la cuisse est agitée de secousses musculaires. Quand on fait mettre le malade debout, le tremblement s'exagère ; dans l'accomplissement des mouvements volontaires, ce dernier diminue d'amplitude et d'intensité, sans cesser complètement.

Il semble que le côté gauche se prenne un peu : en effet, la main étendue tremble très visiblement et peut-être y a-t-il quelques secousses dans les masses musculaires de la cuisse. Cela n'existe, au dire du malade, que depuis quelques jours.

Pas la moindre parésie du côté droit. Le malade résiste parfaitement aux mouvements communiqués. Pas de troubles de la sensibilité.

Les réflexes rotuliens semblent un peu exagérés des deux côtés. Pas de trépidation épileptoïde.

La marche se fait bien ; cependant le malade se sent un peu gêné et ne pourrait pas fournir une longue course.

Pas de raideur bien appréciable, pas d'attitude soudée.

Ni antépulsion, ni rétropulsion.

Pas de bouffées de chaleur.

Examen viscéral négatif.

OBSERVATION III (inédite).
(Due à l'obligeance de M. le Dr Collet.)

Maladie de Parkinson unilatérale, datant de trois ans et demi.

M... Claude, trente-neuf ans, garçon de peine, entre le 28 mai 1901 dans le service de M. le professeur Lépine, pour un tremblement généralisé accompagné de rigidité des membres et d'impotence fonctionnelle ayant débuté il y a quatre ans pour constituer l'état actuel, lequel subsiste depuis six mois.

Pas d'antécédents névropathiques héréditaires. Pas de syphilis, pas d'excès alcooliques. Pas d'autre maladie sérieuse antérieurement, si ce n'est une diarrhée profuse qui dura deux mois et s'accompagna d'entérorrhagies, cela à l'âge de vingt-cinq ans. — Marié à vingt-quatre ans ; sa femme a eu une fausse couche, un enfant mort à trois mois, en nourrice.

L'affection actuelle a commencé il y a quatre ans, progressivement et sans cause connue, par une gêne des mouvements du membre supérieur gauche : en marchant, le malade s'apercevait que le balancement du bras gauche était moins facile que celui du bras droit. Au bout de trois ou quatre semaines, ce bras était le siège d'une véritable rigidité avec impotence fonctionnelle relative, et en même temps il se mettait à trembler. La rigidité, bientôt suivie de tremblement, n'a envahi le membre inférieur gauche que trois mois après. En même temps, ou peu après, les muscles de la face devenaient presque immobiles. Ce n'est que depuis six mois — c'est-à-dire trois ans et demi après le début de l'affection — que le côté droit, à son tour, est devenu raide et s'est mis à trembler ; à ce même moment, la marche est devenue très difficile, et le malade a dû cesser son travail.

Actuellement, cet homme est notablement gêné pour marcher ; il s'avance raide et à petits pas précipités ; il a de l'antépulsion, ainsi que de la rétropulsion, phénomènes qui s'accompagnent parfois de chute.

L'attitude est caractéristique de la maladie de Parkinson, tant du côté des membres que du côté du tronc. On peut réduire les attitudes vicieuses, mais on éprouve une certaine résistance musculaire.

Le tremblement est classique, mais intéresse aussi la langue. Crampes fréquentes et sensation continuelle de chaleur.

OBSERVATION IV (inédite).

(Due à l'obligeance de M. le Dr Collet.)

Mal. de Park. à prédominance unilatérale et à tremblement anormalement étendu.

Jean P..., cultivateur, cinquante-neuf ans, entre à l'hôpital de la Croix-Rousse le 21 janvier 1901.

Rien à noter dans ses antécédents héréditaires. Père et mère morts à un âge avancé. De trois frères ou sœurs qu'il a eus, deux sont encore vivants et se portent bien. Personne dans sa famille n'a présenté jamais d'accidents analogues aux siens.

Personnellement, Jean P. a toujours eu une bonne santé. Jaunisse contractée au cours de l'expédition de Rome, grippe il y a deux ans. Pas de syphilis, pas d'alcoolisme. Tempérament nerveux, mais jamais de crises.

A son entrée à l'hôpital, le malade paraît jouir d'un bon état général ; il n'a pas maigri. L'examen somatique est à peu près négatif ; on ne trouve qu'un léger degré d'emphysème pulmonaire ; les artères sont un peu dures, mais sans que cela dépasse ce qu'il est ordinaire de rencontrer à cet âge. L'appétit est excellent ; un peu de constipation.

Ni sucre, ni albumine dans les urines Enfin la température est normale.

Le malade se plaint uniquement de son tremblement et d'une sensation générale de raideur dans les membres et dans la colonne. C'est pour ces symptômes seuls qu'il entre à l'hôpital. Le tremblement a débuté, sans cause apparente, il y a dix-huit mois environ. D'abord limité aux mains et surtout à la main droite, il s'est étendu progressivement aux avant-bras et aux bras. Il y a six mois le tremblement a envahi la face, non pas tout d'un coup, mais peu à peu et lentement. Actuellement, tout le corps subit un ébranlement incessant, mais il est facile de voir qu'il s'agit là de mouvements communiqués ; seuls les membres supérieurs et la face tremblent pour leur propre compte.

Aux membres supérieurs. — Le tremblement est peu marqué à la racine du membre et prédomine à la main ; c'est un tremblement d'assez grande amplitude, déplaçant à chaque oscillation le poignet de 2 ou 3 centimètres ; il y a environ 200 oscillations par minute. Chaque doigt tremble pour son compte, le pouce en opposition avec les autres doigts, sans pourtant faire le geste typique d'émietter du pain.

Ce tremblement peut être arrêté par la volonté, mais durant quelques secondes seulement ; de même, il diminue beaucoup dans les mouvements coordonnés, ce qui permet au malade de s'habiller et de manger facilement, sans aide. Pendant le sommeil, le tremblement cesse. Notons enfin qu'il a une prédominance unilatérale très nette, le bras droit et la main droite tremblent beaucoup plus que leurs homologues du côté opposé.

A la face. — Le tremblement porte à la fois sur les muscles masticateurs, sur les muscles des lèvres et sur ceux des paupières. En effet, lorsque la bouche est ouverte et que le malade découvre les dents, on voit que le *maxillaire inférieur* est animé d'un tremblement synchrone à celui des mains. En même temps, on sent se durcir les masséters pendant ce mouvement de mâchonnement perpétuel. — D'autre part, si l'on fait au contraire fermer la bouche et serrer les dents, on voit les *lèvres* trembler beaucoup ; la moustache se soulève et s'abaisse rythmiquement pendant que les commissures s'écartent ou se rapprochent. Les muscles du menton prennent part à ce tremblement des lèvres qui donne au malade un « facies de lapin ». — La *langue* est, elle aussi, intéressée, et ses mouvements alternatifs de propulsion et de retrait gênent la déglutition et l'émission de la voix, qui est lente, entrecoupée et monotone. — Enfin, les *paupières* sont animées du même tremblement, très évident quand le malade ferme les yeux.

La *démarche* et l'*attitude* sont celles de la maladie de Parkinson. Au repos, le corps est penché en avant, la tête, comme soudée au tronc, les bras raides et collés au corps. La marche se fait à petits pas précipités, sans jamais de chute.

Les réflexes sont normaux. Pas de troubles sensitifs, pas d'amyotrophie; la force musculaire est peu considérable, mais il semble en avoir toujours été ainsi; au dynamomètre, les deux mains donnent 35 kilogrammes.

Aucun trouble du côté des yeux. État psychique normal.

Durant les trois mois que Jean P... est resté dans la salle Saint-Irénée, son état s'est maintenu à peu près stationnaire

OBSERVATION V (inédite).

(Due à l'obligeance de M. le Dr Collet.)

Paralysie agitante. Tremblement secondairement unilatéral. Rétropulsion extrême, apparue subitement.

L... Marie, soixante et onze ans, journalière. Entrée le 11 août 1900.

Père mort rhumatisant; mère morte à quatre-vingt-trois ans. Les parents ne tremblaient pas, même parvenus à un âge avancé.

Sept frères ou sœurs vivants; sept morts d'affection indéterminée.

La malade n'a pas eu d'enfants, une seule fausse-couche.

Antécédents personnels. — Jamais de rhumatisme articulaire aigu. — Pas de syphilis.

Elle ne boit qu'un demi-litre de vin par jour. Elle a toujours eu une excellente santé habituelle; n'a jamais été malade sérieusement.

Depuis quatre ans, elle a une affection nerveuse dont le principal symptôme était un tremblement généralisé. Ce tremblement débuta par le bras droit, augmenta progressivement jusqu'à devenir très intense, mais resta localisé à ce niveau durant dix-huit mois environ ; il envahit alors le bras gauche, puis les deux jambes.

Ce tremblement était continu, cessait pendant le sommeil. Ce n'était pas seulement les doigts qui tremblaient, mais aussi les avants-bras, le pied, les orteils et les muscles des cuisses étaient animés de contractions.

Depuis trois ans à cause de cela, la malade ne pouvait se livrer à aucun travail.

Mais elle pouvait encore marcher facilement ; cependant depuis six mois elle se sentait plus faible et gardait la chambre, mais elle allait, venait facilement et était debout toute la journée.

Elle n'éprouvait que ce tremblement généralisé et une faiblesse générale. Elle n'avait pas du tout de raideur, elle ramassait facilement quelque chose par terre. Elle avait parfois quelques bouffées de chaleur, mais cela depuis très longtemps, depuis une vingtaine d'années au moins.

En somme, malgré son affection nerveuse, elle n'était pas impotente et se trouvait encore suffisamment solide lorsque survint l'accident suivant.

Il y a huit jours, la malade s'était levée comme à l'ordinaire et avait entrepris ses occupations. Elle s'occupait à moudre du café lorsque brusquement elle ressentit un mal de tête assez violent qu'elle localisait au sommet de la tête, quelques étourdissements, du vertige et presque aussitôt elle s'aperçut que les mouvements et les tremblements qui animaient constamment son bras et sa jambe gauche avaient disparu. Cette disparition se serait faite très rapidement en quelques minutes ; elle fut totale et définitive.

A la suite, se sentant toujours mal, éprouvant toujours une céphalée violente, on la porta dans son lit. Elle vomit abondamment toute la journée et, depuis ce moment, c'est-à-dire toute cette dernière semaine, se sentant faible, elle est restée au lit.

Il est difficile de savoir si au début elle eut une hémiparésie gauche ayant conditionné la disparition du tremblement de ce côté. Elle dit cependant expressément que le bras et la jambe gauche ont toujours conservé leurs forces, qu'elle a toujours pu s'en servir. Toutefois des personnes qui vinrent la voir durant la première journée lui dirent qu'elle avait la bouche un peu tordue ; la langue était déviée et elle parlait avec un peu de difficulté. Elle est envoyée par un médecin à l'hôpital, parce qu'elle n'a pas marché depuis ce moment et aussi pour la curiosité du fait.

Actuellement, voici ce que l'on constate.

La malade a toute sa connaissance, répond parfaitement aux questions posées.

Du côté droit. — On constate au bras et à la jambe un tremblement très accusé, constant, même au repos.

Au membre supérieur, ce sont des mouvements de flexion de l'avant-bras sur le bras, des mouvements identiques de la main sur l'avant-bras et dans les doigts un tremblement assez analogue à celui de la paralysie agitante. Ces tremblements sont à oscillations peu rapides, mais très étendues.

Au niveau du pied, c'est une sorte de balancement latéral et, au niveau de la cuisse, on surprend constamment des secousses musculaires rythmées.

De ce côté, les réflexes sont conservés, non exagérés. Pas de troubles de la sensibilité.

Du côté gauche. — Absence complète de tout tremblement, soit au membre supérieur, soit au membre inférieur. Il n'existe pas la plus légère oscillation.

Pas de troubles de la motilité, la malade serre bien avec la main, résiste avec la jambe, autant et peut-être mieux que du côté opposé.

Il y a peut-être une légère asymétrie faciale, mais bien peu nette ; la langue est plutôt déviée du côté opposé.

Pas de troubles de la sensibilité.

Réflexes normaux, pas de trépidation épileptoïde.

Mais. en outre, on constate que la malade qui avant ces huit derniers jours marchait, ne peut plus le faire ; elle est au lit et se dit faible. On remarque alors que tous ces troubles paraissent dus à une rétropulsion très manifeste. La malade, si on la fait lever, ne peut se tenir debout, elle est inclinée en arrière et tomberait si on ne la retenait. Si on la laisse aller en la soutenant seulement, elle ne tombe pas en arrière, mais fait quinze, vingt pas et plus « à reculons ». Elle dit elle-même qu'elle est entraînée en arrière.

L'examen viscéral est absolument négatif.

28 août. — Il persiste un peu de parésie faciale gauche ; les rides, les plis, sont plus accusés à droite. La langue est tirée à peu près droite. A part cela, état stationnaire.

Face immobile figée.

24 octobre. — La malade peut marcher un peu. Au dynamomètre : Main droite, 10. Main gauche, 15 1/2.

Un examen ultérieur a montré qu'il n'y avait plus aucune trace de rétropulsion.

Actuellement, l'état de la malade est stationnaire depuis dix-huit mois. Elle a le facies et l'attitude classiques de la maladie de Parkinson, mais son tremblement est limité au côté droit.

OBSERVATION VI

(Due à *Villemin*, professeur au Val-de-Grâce, 1871.)

Longue période prodromique. — Tremblement localisé au bras droit et à la tête. — Paralysie du bras droit, parésie de la jambe droite. — Troubles de la sensibilité objective (analgésie, anesthésie, thermo-anesthésie).

U..., trente ans, soldat au 95e de ligne, d'une bonne constitution, avait toujours joui d'une parfaite santé jusqu'à son départ pour la campagne du Mexique (1862). Pendant celle-ci, cet homme fut atteint d'héméralopie qui dura un mois, puis quelque temps après de dysenterie dont il guérit complètement. Pendant cinq années, il partagea le sort de l'armée expédition-

naire en parcourant le Mexique et en subissant les privations et
les intempéries inhérentes à son métier.

Après trois ans de séjour sur le sol américain, c'est-à-dire en
1865, il commença, dit-il, à ressentir des douleurs dans l'épaule,
le bras et la jambe du côté droit avec des maux de tête persis-
tants. Il rentra en France en 1867, et pendant deux ans les douleurs allèrent en augmentant. Il remarqua en outre une certaine
gêne avec pesanteur, principalement dans le bras droit. C'est
alors qu'il fut envoyé aux eaux de Bourbonne (mai 1869) pour
douleurs rhumatismales. Cette saison thermale resta sans effet,
et U... rentra à son corps malgré une diminution notable des
forces dans les membres du côté droit.

24 septembre. — Pendant qu'il était en faction, il ressentit
pour la première fois dans le bras, de petits tremblements qui
le forcèrent à entrer à l'hôpital le lendemain. Depuis ce moment
et malgré les traitements employés, l'état du malade a toujours
été en empirant. La pesanteur de la jambe droite a augmenté,
les tremblements du bras sont devenus très violents et, vers le
30 décembre, sans qu'il y ait eu de douleurs prémonitoires, le
malade s'est aperçu le matin, en se réveillant, que sa tête était
agitée de mouvements oscillatoires. Les maux de tête et les douleurs des membres ont seuls disparu aujourd'hui.

Le tremblement du bras droit se compose de mouvements de
rotation de la totalité du membre, principalement de l'avant-
bras, mouvements qui tendent à placer alternativement la main
en pronation et en supination. Les fléchisseurs et les extenseurs
des doigts se contractent aussi d'une façon alternative et rythmique. La main subit elle-même, dans sa totalité, ces alternatives
de flexion et d'extension sur l'avant-bras, et celui-ci sur le bras.

Le tremblement de la tête consiste en des mouvements de
rotation continuels vers la droite, accompagnés d'abaissement et
de redressement du cou. La tête est raide et mue très difficilement.

Le membre inférieur ne tremble pas.

Pendant le sommeil, les tremblements disparaissent; l'émotion
les exagère.

Au bras droit, il y a diminution de la calorification et de la circulation ; la main est relativement plus froide que celle du côté opposé.

La sensibilité est presque entièrement éteinte dans le membre supérieur depuis l'extrémité des doigts jusqu'au tiers supérieur du bras environ. A partir de ce dernier point, le malade accuse une sensation obtuse lorsqu'on le pince ou qu'on le pique.

Il y a aussi insensibilité au contact des corps et à la température des objets. Le membre inférieur a perdu une partie de sa sensibilité ainsi que le cou et la face dans leur moitié droite. Cet amoindrissement de la sensibilité dans le côté droit est strictement limité à la ligne médiane.

Les mouvements volontaires sont totalement abolis dans le bras droit ; la jambe du même côté exécute encore complètement tous les mouvements demandés, mais elle paraît plus lourde au malade et traîne légèrement pendant la marche comme dans l'hémiplégie incomplète.

La démarche a quelque chose d'incertain qui paraît tenir aux soubresauts violents du bras et de la tête. Mais il n'y a pas de propulsion irrésistible en avant, ni tendance au recul.

Quand le malade est assis, il éprouve un besoin impérieux de se lever et de marcher.

La contractilité faradique semble un peu diminuée dans les muscles du bras atteints de tremblements.

Pas de troubles intellectuels. Rien d'anormal du côté des organes des sens. Pas de déviation de la langue. Ni troubles digestifs, ni troubles urinaires. Rien au cœur. Rien aux poumons.

OBSERVATION VII (résumée).

(Obs. VIII de thèse Béchet).

Mal. de Park. Déformation de la main simulant une contracture. Cessation du tremblement à droite depuis que le côté gauche est envahi. Exagération du tremblement du bras gauche pendant les mouvements volontaires du bras droit. Apparition d'un tremblement généralisé dans les grande efforts.

Rab.... Léon, trente-sept ans, boucher, vient à la consultation le 21 juin 1892. Absolument rien de particulier, dans les antécédents héréditaires, ni dans les antécédents personnels de ce malade qui fut toujours bien portant.

Il y a quatre ans, à la suite d'une blessure légère faite à la face antérieure du poignet droit, par un couteau, et rapidement cicatrisée d'ailleurs, R... remarqua un certain degré de raideur dans la main et l'avant-bras droits.

Six à huit mois plus tard, le tremblement apparut, limité aux doigts et à la main droite, la raideur dominant toujours et imprimant à la main une certaine déformation.

Un an après l'accident, le membre inférieur droit était atteint à son tour de raideur d'abord, d'un léger tremblement limité au pied ensuite.

Progressivement, tout le côté droit du tronc et du cou furent pris. L'affection resta unilatérale jusqu'en novembre 1891. A ce moment, il y eut une aggravation considérable : la raideur augmenta encore du côté droit, côté où le tremblement disparut presque complètement au repos pour ne se manifester plus que quand le malade est émotionné ou au moment d'un effort. Le tremblement a également disparu, au niveau du pied, mais en même temps la rigidité et le tremblement ont envahi le côté gauche.

Actuellement, troubles de la marche avec attitude penchée en avant et antéropulsion très prononcée ; la rétropulsion existe, mais beaucoup moins accentuée.

Le membre supérieur droit tombe le long du tronc, allongé et raide, le coude étendu, le poignet fléchi, la main en pronation et ramenée au devant de la cuisse ; elle est dans son ensemble fortement déviée vers le bord cubital, les doigts sont complètement fléchis, surtout les trois derniers, au point que les ongles laissent parfois leur trace dans la peau de la face palmaire ; la flexion de l'index est moins marquée, et le pouce en adduction vient se placer sur la face palmaire de la seconde phalange. Cette contracture des fléchisseurs n'est qu'apparente, car on arrive (avec un peu de peine il est vrai) à étendre complètement la main et les doigts, qui, après quelques mouvements provoqués, conservent un instant cette position. La main droite est cyanosée et presque toujours couverte de sueur. Les mouvements spontanés de ce membre sont presque impossibles et très limités, ils ne s'exécutent qu'avec une extrême lenteur. Le membre supérieur gauche est légèrement fléchi, la main ne présente pas de déformation notable ; la liberté des mouvements a beaucoup diminué depuis quelques mois.

Malgré la déformation de la main droite et l'impotence apparente du membre, la force musculaire est bien conservée, elle est même plus développée que du côté gauche.

Les réflexes tendineux sont normaux.

Quand le malade se tient debout ou assis, il a la plus grande peine à changer ses pieds de place, il lui est presque impossible de faire un demi-tour sur lui-même ; pour déplacer la pointe du pied droit, il la pousse avec son bâton.

Le tremblement présente quelques caractères spéciaux qui s'éloignent du type décrit dans la paralysie agitante ; après avoir existé pendant plus de deux ans dans le côté droit, il a disparu depuis que la raideur et les déformations se sont accusées, et ne s'y manifeste plus que dans certaines conditions. La main gauche est animée à l'état de repos d'un tremblement très peu accusé, surtout dans la station assise, la main reposant sur la cuisse, il augmente sous l'influence des émotions et pendant les mouvements volontaires, principalement s'ils nécessitent un certain effort, par exemple, le trembleur étant placé sur la main gauche, si on invite le malade à serrer avec cette main, on voit l'amplitude des oscillations augmenter beaucoup plus que si on fait simplement élever cette main, mais les mouvements deviennent absolument désordonnés si on fait serrer avec l'autre main ; le rythme par contre ne varie guère, il est assez exactement de six oscillations par seconde, comme le prouvent les tracés inscrits à différentes reprises.

Dans les efforts considérables, ou quand le malade est émotionné, le tremblement se généralise et intéresse même la tête.

La physionomie est immobile et sans expression, les yeux fixes et brillants, les rides du front plus accusées du côté droit et le sourcil plus élevé. Commissure labiale tirée un peu en haut et à gauche. Langue tremble légèrement quand elle est tirée hors de la bouche.

Parole difficile, lente, monotone et sourde.

Pas de sensation de chaleur.

Malgré la gêne des mouvements, besoin continuel de remuer.

Le caractère s'est modifié ; il est devenu triste et irritable.

Pupilles inégales ; la droite plus large que la gauche réagit bien à la lumière, mais peu à l'accommodation. Parésie des mouvements associés. Très léger nystagmus des mouvements de latéralité. Diplopie. Convergence défectueuse. Pas de lésions du fond de l'œil. Pas de dyschromatopsie. Pas de rétrécissement du champ visuel.

OBSERVATION VIII (Résumée).
(Observation XIV de th. Béchet.)

Mal. de Park. unilatérale. Attitude anormale de la tête et du cou simulant un torticolis. Troubles vaso-moteurs des extrémités. Pas de masque parkinsonien.

Mme O... Fany, trente ans, sans profession, s'est présentée à la consultation de la Salpêtrière, en avril 1891, avec un tremblement limité au côté gauche et remontant à quelques années déjà,

Les *antécédents héréditaires* ne révèlent absolument rien de particulier.

Dans les *antécédents personnels* on note des convulsions au moment de l'éruption des dents, un panaris en 1887, une fausse couche en octobre 1890, suivie d'accidents puerpéraux qui durèrent trois mois. Enfin, il y a cinq ans, O... Fany a vécu pendant dix-huit mois dans un logement humide.

L'*histoire de la maladie* est la suivante : Dès l'année 1888, la main et le bras gauche étaient le siège d'une douleur sourde, de raideur et de faiblesse, qui augmentaient après un travail prolongé. Presque en même temps, le pouce aurait commencé à trembler un peu, et on est en droit de se demander si le panaris qu'elle avait eu précisément quelques mois auparavant au pouce gauche n'aurait pas joué un rôle important dans le développement de la maladie. Quoi qu'il en soit, dans les premiers mois de 1890, à la suite d'une grande frayeur, le tremblement envahit brusquement l'avant-bras et le bras gauche, pour se propager trois mois après au membre inférieur du même côté et s'accentuer de plus en plus.

Mai 1891. — Le tremblement est unilatéral gauche : il s'exagère sous l'influence des émotions, diminue au contraire durant les mouvements volontaires. L'attitude du bras et de la main est celles de la paralysie agitante. Le côté malade est notablement affaibli ; les muscles sont durs, en état de tension permanente, sans diminution de volume et répondent à peu près normalement aux excitations galvanique et faradique.

La sensibilité dans ses différents modes est égale des deux côtés.

Les réflexes rotuliens sont notablement plus faibles du côté gauche.

Il existe des troubles vaso-moteurs du côté de la main gauche qui est parfois anémiée, parfois rouge et moite, tantôt froide, tantôt chaude, phénomènes qui n'existent pas à droite.

Juin 1892. — Le tronc est légèrement penché en avant ; la

tête est inclinée sur l'épaule droite, un peu renversée en arrière, avec un certain degré de torsion du cou, ce qui porte le menton à gauche; son aspect rappelle de très près un torticolis. Cette déviation de la tête a commencé au mois d'août 1891 et s'est accentuée progressivement, sans déterminer de douleur; il y avait seulement une sensation de raideur analogue à celle qui existe dans les membres du côté gauche. Si la malade essaie de corriger quelques instants cette attitude vicieuse de la tête, celle-ci est alors prise d'un tremblement peu marqué, mais agaçant; cette manœuvre ne provoque pas de douleur.

Le sterno-mastoïdien et le trapèze sont sentis durs et tendus, mais ils ne sont nullement douloureux, pas plus que la colonne cervicale, laquelle ne présente pas de craquements.

Quand la malade marche, le tronc et la tête semblent ne former qu'une seule pièce, absolument rigide; l'inclinaison du corps et la torsion du cou sont encore plus accentués qu'au repos; le bras reste un peu éloigné du tronc, le coude est demi-fléchi; de même que le poignet, la main est ramenée vers la ceinture, les doigts légèrement fléchis, le pouce appliqué sur l'articulation phalango-phalanginienne de l'index, sur laquelle il frotte continuellement. Le genou fléchit pendant la marche, le pied se détache mal et frotte le sol, si bien qu'elle butte souvent. Les pas sont petits; il y a une tendance marquée à la propulsion et à la chute en avant. Enfin le membre supérieur tremble durant la marche aussi bien qu'au repos.

Dans la position assise, le tronc et la tête gardent la même attitude, la main en pronation repose sur la cuisse, le pied présente un certain degré d'équinisme et ne touche le sol que par sa pointe.

A la main, mêmes troubles vaso-moteurs que ceux de l'année dernière; le pied est souvent froid et marbré.

Le tremblement du membre supérieur existe continuellement, peu ample, cinq oscillations par seconde, diminue sans disparaître pendant les mouvements volontaires, ne cesse complètement que durant le sommeil.

Pas de troubles de la sensibilité.

Réflexes rotuliens très légèrement diminués à gauche.

La figure a conservé son expression et ne rappelle pas le masque inerte de la maladie de Parkinson; pourtant, depuis quelques semaines, il semble qu'il y ait un peu moins de mobilité.

A certains moments de la journée la malade sent la paupière gauche lourde et traînante; jamais il n'y a eu de diplopie; les mouvements des globes oculaires sont normaux; champ visuel normal aussi; examen ophtalmoscopique négatif.

Depuis quelque temps, sommeil agité, cauchemars incessants. Besoin continuel de changer de position.

Caractère triste, soucieux depuis ces dernières années; énervement continuel, pleurs fréquents et sans motif.

OBSERVATION IX (résumée)

(Observation XII de th. Béchet (Paris, 1892.)

Mal. de Park. datant de cinq ans. — Tremblement limité à la main gauche. — Raideur généralisée. — Extension du membre supérieur.— Renversement du tronc en arrière. — Flexion de la tête.

A. B..., cinquante-deux ans, avocat.

Quelques accidents rhumatismaux dans les antécédents héréditaires. Pas d'ascendants nerveux.

Personnellement. — Jamais de maladie sérieuse, ni alcoolisme, ni syphilis.

En novembre 1887, commença à trembler. Sa femme et sa fille étaient en barque quand éclata une violente tempête. De la côte, B... suivait des yeux le bateau qui courait risque d'être submergé. Quand sa famille débarqua, il avait un tremblement généralisé qui disparut au bout de peu de temps, restant seulement localisé à la main gauche. Toutefois, il faut dire qu'avant cette histoire, ce malade s'était plaint plusieurs mois auparavant de douleurs rhumatoïdes dans l'épaule gauche et qu'il avait conservé une raideur assez marquée dans le bras du même côté.

Pendant trois années, le tremblement du membre supérieur gauche ainsi que la raideur de ce membre furent les seuls phénomènes.

Actuellement (1892). — On est frappé tout de suite quand on voit M. B... pour la première fois par l'aspect singulier que présente cet homme d'une maigreur extrême, le corps fortement renversé en arrière, avec les épaules voûtées, et la tête penchée sur la poitrine, comme s'il était dans une profonde méditation ; il marche tout d'une pièce, à petits pas mal assurés, droit devant lui, sans se préoccuper des obstacles qu'il pourrait rencontrer.

Le malade vient-il à s'arrêter, on voit le corps se renverser davantage en arrière, il semble qu'il va perdre l'équilibre et tomber à la renverse. Veut-il changer de direction, faire volte-face, le trouble est encore plus marqué. Si on l'observe de plus près, on voit que le pas est petit, les pieds glissent l'un à côté de l'autre, parallèlement à la ligne de marche, sans se détacher du sol. Les genoux sont légèrement fléchis, les cuisses en extension sur le bassin ; le tronc est renversé en arrière et présente une ensellure assez marquée au niveau de la région lombaire.

Examen debout, au repos. — Aspect général est le même que pendant la marche; les membres inférieurs restent accolés l'un à l'autre, les cuisses et le tronc forment une ligne oblique, dirigée en arrière jusqu'au niveau de la troisième vertèbre dorsale; à ce point, la colonne vertébrale se porte en avant, brusquement, ce qui accentue la voussure des épaules; une ligne verticale abaissée de la troisième dorsale tomberait loin en arrière des talons. Le membre supérieur gauche est en extension complète le long du tronc, l'épaule gauche est un peu abaissée, l'avant bras est étendu sur le bras et la main sur l'avant-bras.

La tête est fortement fléchie en avant, au point que le menton vient presque appuyer sur le sternum; en même temps, légère inclinaison latérale. Les muscles du cou sont tendus et durs...

Besoin continuel de marcher.

Tremblement limité à la main gauche et qui a tout à fait les caractères du tremblement parkinsonnien...

Réflexes tendineux normaux.

Ni troubles sensitifs, ni sensation de chaleur.

OBSERVATION X (résumée).

(Bidon, de Marseille, *in Revue de méd.*, 1891.
Obs. XIII, *in* thèse Béchet.)

*Raideur en extension (secondairement). — Renversement
du corps en arrière.*

M. H..., cinquante ans.

Aucune tare pathologique dans la famille. Bonne santé habituelle, jusqu'à l'affection actuelle.

Vers 1886, perdit sa femme et en conçut un violent chagrin ; dès ce moment, grande fatigue par tout le corps.

Quelques mois après, fit une chute du haut d'une petite échelle et, dès ce moment, trembla du membre supérieur gauche. Peu à peu, tous les membres devinrent raides, mais le tremblement unilatéral disparut au bout de quelques mois.

En 1888, attitude soudée classique, type de flexion, face inerte, air stupide accru encore par l'écoulement de la salive. Démarche lente, à petits pas ; rétropulsion. Besoin constant de changer de place. Troubles vaso-moteurs du côté des mains (rouges et cyanosées) et un peu d'œdème malléolaire.

Dans les derniers mois de 1889, tremblement reparaît de temps en temps au membre supérieur gauche, mais reste léger. Quelques mois après, grippe avec accidents pulmonaires graves et subdélirium, à la suite de quoi on fut frappé, la première fois que le malade se leva, de voir qu'au lieu de prendre l'attitude qu'il avait depuis plusieurs années, il prenait une position tout à fait nouvelle pour lui : extension du tronc et des membres, renversement du corps en arrière...

OBSERVATION XI (résumée).

(Obs. IX de th. Béchet).

Mal. de Park. — Tremblement localisé pendant cinq ans au côté droit. — Envahissement récent du membre inférieur gauche. — Raideur à peu près nulle.

D... Pierre, cinquante-trois ans, menuisier.

Consulte le 21 juin 1892 pour un tremblement qui date de cinq années.

Rien de bien particulier dans les antécédents.

Le tremblement aurait débuté il y a cinq ans à la suite d'une grande contrariété (retrait d'une partie de son salaire.)

En janvier 1887, s'aperçut pour la première fois que sa jambe droite tremblait un peu, mais seulement quand il était assis. Quatre ou cinq mois après, le membre supérieur droit s'est mis à trembler également, la main d'abord, puis l'avant-bras et le bras successivement.

Après être resté plus de quatre ans, limité au côté droit, le tremblement a gagné depuis quelques semaines seulement le membre inférieur gauche.

Etat actuel (1892). — Le malade a un tremblement très marqué de tout le côté droit, aussi bien au membre supérieur qu'à l'inférieur. La tête est fixe et ne tremble pas. La main est animée d'oscillations rythmiques de flexion et d'extension au niveau du poignet, les premières phalanges sont étendues sur le métacarpe, les deux dernières phalanges un peu fléchies sur les premières sont aussi animées de petits mouvements de flexion et d'extension ; le pouce en extension appuie sur la première phalange de l'index, il ne tremble pas. Au niveau du coude et de l'épaule, les oscillations sont beaucoup moins étendues.

Le tremblement augmente sous l'influence des émotions, diminue au contraire très sensiblement dans tous les mouvements volontaires.

Les membres du côté droit ne sont pas raides. Ni raideur ni tremblement dans le membre supérieur gauche. Depuis une semaine seulement le membre inférieur gauche tremble un peu, quand le malade est assis.

La tête est restée mobile. Pas de raideur du cou ; pas de déviation de la face, pas de tremblement de la langue, ni des lèvres, Parole aussi facile qu'autrefois. Le facies ne présente rien d'anormal.

Debout ou en marche, D... n'a pas l'attitude soudée. Il est très légèrement penché en avant ; il y a un certain degré de scoliose, avec déviation à convexité droite au niveau de la région dorsale et courbure de compensation au-dessous.

La marche est facile, les pieds se détachent bien du sol, il n'y a pas de diminution du pas.

Pas de troubles de la sensibilité.

Pas de sensation aormale de chaleur.

Force musculaire conservée (M D = 4o et M G = 38).

Réflexes normaux, peut être légèrement exagérés.

Ni propulsion, ni rétropulsion, ni latéropulsion.

Aucun trouble des organes des sens.

Intelligence et mémoire intactes.

Rappelons que le malade n'a été sous l'influence d'aucune cause d'intoxication, et qu'il ne présente pas de stigmates hystériques.

OBSERVATION XII (résumée).

Observation de Déjerine (Salpêtrière 1900), reconstituée par nous d'après divers articles de cet auteur, publiés dans le Traité de Pathologie générale *de MM. Charcot-Bouchard.*

Femme de soixante et onze ans, parkinsonienne, depuis treize ans... Elle a une déformation de la main, par contracture excessive, datant de huit années.

Chez elle, la pression exercée sur la paume de la main par les

pulpes digitales est telle qne les ongles ont pénétré profondément dans les chairs ; sa main gauche est ainsi une véritable
main de fakir. Quant à la main droite, elle présente l'attitude
qui se rencontre habituellement dans la maladie de Parkinson.

La contracture des membres inférieurs, très intense également, a déterminé du côté des deux pieds des déformations
spéciales : ceux-ci sont en équinisme très marqué, le creux
plantaire est exagéré, la première phalange des orteils est en
flexion dorsale excessive, les phalangines et les phalangettes
sont en flexion plantaire. Il s'agit ici d'un *pied bot* par contracture et dans la pathogénie duquel il n'y a à faire intervenir
aucun élément d'atrophie ou de paralysie.

Chez cette malade la contracture est si grande aux quatre
membres et au tronc que toute espèce de mouvement est rendu
impossible.

OBSERVATION XIII (résumée)

M. Mesnard (in *Gaz. sc. méd.*, *Bordeaux* 1888). Obs. XIII,
in th. Béchet.

Mal. de Park, à début paraplégique.

L... Jean, cinquante-neuf ans, laveur de cale.

Pas d'antécédents héréditaires, ni syphilis, ni alcoolisme.

Il y a deux ans et demi, il a été pris d'une faiblesse dans les
deux jambes, sans y éprouver la moindre douleur. A ce moment
le cou est devenu raide et douloureux, surtout la nuit, à la chaleur du lit.

Six mois après est survenu un tremblement continu, pendant le
repos seulement, au gros orteil droit ; peu après, le même tremblement, mais moins fort, est survenu dans celui du pied gauche ;
puis les pieds ont tremblé ainsi jusqu'au cou-de-pied, mais le
tremblement était modéré. Il tremblait beaucoup moins quand,
étant assis, il allongeait ses jambes.

Les mains n'ont été prises qu'un an plus tard, le tremblement a débuté par la main droite et n'a été appréciable à la main gauche que quatre à cinq mois après.

Fatigue continuelle dans les membres inférieurs et au membre supérieur droit.

Sensation de chaleur, surtout aux jambes.

140 secousses environ par minute.

Le tremblement cesse pendant les mouvements volontaires.

Un peu de tremblement de la langue. Bégaiement.

Facies immobile, comme un masque. Attitude soudée.

Propulsion et surtout rétropulsion marquées.

Force musculaire conservée aux quatre membres.

Ni troubles des réflexes, ni troubles sensitifs.

OBSERVATION XIV (résumée).

(Obs. IV, in thèse Béchet).

Mal. de Park. sans tremblement. Démarche spéciale.
Rétropulsion très forte.

Mme Joséphine P.. , cinquante sept ans, cuisinière.

Rien dans les antécédents héréditaires.

Personnellement, santé toujours bonne. La seule maladie sérieuse qu'elle ait faite est le choléra en 1884.

Début il y a une dizaine d'années par des fatigues extrêmes, de la faiblesse des jambes. Il y a six ans, elle s'aperçut qu'elle changeait de position, quand elle essayait de se redresser et qu'elle était entraînée à marcher à reculons malgré elle. Elle eut également de l'antépulsion.

Actuellement (1892) : facies parkinsonien, attitudes du corps, des mains, des doigts également classiques.

Ce qu'il y a de remarquable surtout chez Mme P.. , c'est la démarche.

Quand la malade se met en marche, on voit la raideur augmenter tout d'un coup, la tête et le tronc se pencher en avant et à gauche. La progression se fait en glissant les pieds parallèlement l'un à l'autre; sans les détacher du sol; le pas est petit et s'accompagne d'un balancement général du corps. Au moment de l'arrêt, les pieds continuent à frotter le sol presque sur place, en même temps les genoux se fléchissent alternativement et exagèrent le balancement du corps; souvent même après avoir piétiné sur place un instant, la malade se met malgré elle à marcher à reculons. Cette rétropulsion ne se produit pas seulement dans la station debout; elle se manifeste encore pendant la marche en avant, surtout si on tire légèrement la malade par son vêtement. Celle-ci va-t-elle s'arrêter, le balancement recommence alors jusqu'à ce qu'elle soit assise. Pas de sensations de chaleur, mais sensations de froid.

OBSERVATION XV (résumée).

(Obs. VIII de th. Lacoste, Paris, 1887).

Mal. de Park. sans tremblement. Forme alterne de la raideur.
Atrophie précoce des muscles de l'épaule.

M. de J..., soixante et onze ans, sans antécédents héréditaires. Santé excellente jusqu'à l'année dernière, quelques douleurs rhumatoïdes dans les muscles du dos, des épaules, dans les muscles intercostaux. Jamais le malade n'a dû s'aliter. Il a éprouvé des chagrins, perdu des sommes d'argent assez considérables, mais il a su toujours surmonter philosophiquement ces ennuis.

Vers la fin de décembre 1886, il survient un zona du plexus cervical avec extension à un certain nombre de branches du plexus brachial. Ce zona dure un mois, il s'accompagne de douleurs très vives qui persistent pendant deux mois après la cicatrisation des vésicules.

En même temps le malade ressent une douleur profonde dans l'articulation de l'épaule dont les mouvements sont gênés et bientôt impossibles; il survient aussi un degré appréciable d'atrophie musculaire; le moignon de l'épaule maigrit vite et le squelette de la jointure s'accuse par des saillies assez considérables.

Les choses restent dans cet état pendant quelques semaines, puis les muscles de l'épaule gauche deviennent raides, en même temps que les douleurs superficielles disparaissent. La raideur gagne bientôt la moitié gauche du cou et la jambe droite.

Cet envahissement demanda un mois seulement.

En mai 1887, on constate la fixité de la tête et des yeux, l'éclat maladif du regard, l'aspect empalé de tout le corps, la flexion du tronc en avant, la flexion des mains, la raideur de la jambe droite.

Cette raideur, qui immobilise l'épaule gauche et empêche le malade d'élever le bras dans aucun sens, s'étend à la moitié gauche du cou seulement ; si nous essayons, en effet de faire tourner la tête à droite (sterno-mastoïdien gauche), la chose est presque impossible ; le mouvement contraire s'exécute, du reste, avec la plus grande facilité. Même remarque pour les muscles de la nuque. Les muscles, raidis malgré l'atrophie, ont une consistance ligneuse, ils sont presque inexcitables et ne présentent pas dans leur masse de contractions fibrillaires.

Liberté absolue des mouvements de l'avant-bras sur le bras. Mollesse des muscles sains. Réflexes normaux. Pas de tremblement.

Le membre inférieur droit est pris de la même façon ; raideur des muscles qui immobilisent, les uns sur les autres, les différents segments du membre. Consistance dure des grands muscles de la cuisse et des muscles du mollet. Le pied est fixé sur la jambe et ne peut être fléchi ou étendu qu'en déployant une force considérable.

Pas de tremblement.

Légère tendance à la propulsion.

Pas de sensation de chaleur.

Un peu de diminution de la sensibilité cutanée dans les membres inférieurs ; encore quelques douleurs dans l'épaule quand on veut imprimer certains mouvements au bras droit.

OBSERVATION XVI

(Moncorgé, Lyon médical 1891.)

*Maladie de Parkinson. — Paralysie du grand dentelé.
Atrophie des muscles de l'épaule droite.*

Louis C..., cinquante et un ans, épicier. Parents morts de maladie inconnue ; deux frères et trois sœurs en bonne santé. Fièvre intermittente à l'âge de vingt et un ans pendant deux mois Fluxion de poitrine à quarante-cinq ans. Pas de syphilis. Excès alcooliques, mais après le début de la maladie actuelle.

L'affection qui amène aujourd'hui le malade à l'Hôtel-Dieu a débuté, il y a quatre ans, par de la faiblesse et de l'inhabileté des mouvements de la main droite. Presque en même temps, douleurs lancinantes de faible intensité dans le bras droit, l'épaule et la région scapulaire du même côté. La faiblesse gagne bientôt tout le bras droit et le malade, qui était tisseur, fut obligé de quitter son état. Un an après, la jambe droite fut prise à son tour, mais sans douleur. Il y a trois mois, les mêmes phénomènes d'affaiblissement se manifestent au bras gauche. A ce moment survient le tremblement aux membres supérieurs. Un médecin consulté fait électriser le bras droit, mais C. . voyant son état s'aggraver se décide à entrer à l'hôpital.

A l'entrée, voici ce que nous constatons :

Rien aux poumons.

Au cœur : battements un peu sourds ; pas de souffle ni de rythme anormal. Pouls petit, régulier, un peu lent.

L'examen des autres viscères est absolument négatif.

La force est diminuée d'une façon très notable au membre supérieur droit. La pression à la main est très faible : au dynamomètre, 20. Les mouvements de flexion et d'extension de l'avant-bras sur le bras s'exécutent avec peu d'énergie ; il y a de la raideur et un certain degré de contracture. Les mouvements d'abduction du bras, d'élévation de l'épaule, d'élévation du bras au-dessus de la ligne horizontale s'exécutent faiblement et avec lenteur. Les muscles de l'omoplate paraissent atrophiés. Le bord spinal de l'omoplate est écarté du thorax ; l'omoplate fait saillie en forme d'aile, et laisse dessiner une large gouttière où l'on peut enfoncer les doigts. Pas d'atrophie des muscles du bras et de l'avant-bras droit. La mensuration donne un même périmètre aux deux membres supérieurs, à des hauteurs semblables.

Au bras gauche, la force est sensiblement normale. Pression dynamométrique, 5o. Malgré cela, le malade est très malhabile de sa main gauche, au point qu'il s'en sert difficilement pour manger. Les mouvements appropriés à un acte s'exécutent de ce côté avec lenteur. Pas d'atrophie des muscles scapulaires gauches ; le grand dentelé est intact de ce côté.

Les mêmes phénomènes parétiques signalés au bras droit existent à la jambe droite. Même raideur. Le malade marche penché à droite, l'épaule tombante, traînant sa jambe droite qu'il sent quelquefois se dérober sous lui. Pas d'atrophie à signaler dans la cuisse et la jambe de ce côté. Le membre inférieur gauche n'a rien d'anormal. C'est le seul article intact jusqu'à présent.

Le malade est raide, tout d'une pièce, comme soudé. Quelquefois rétropulsion, rarement d'ailleurs. Lorsqu'il est couché, il éprouve beaucoup de difficultés à se mettre sur son séant sans le secours des mains. La figure est comme un masque, immobile, sans expression. Aucune paralysie, ni atrophie de la face. Léger tremblement de la langue. Pupilles réagissant bien à la lumière et à l'accommodation.

Pas de nystagmus.

Quelquefois tremblement fibrillaire dans le membre supérieur et dans le pectoral droit.

Depuis quatre mois seulement le malade tremble des mains. Ce tremblement n'a rien de particulier. Il est menu, à oscillations horizontales, et s'exagère quand le malade s'aperçoit qu'on a l'attention fixée sur lui. La tête ne tremble pas.

Au point de vue de la sensibilité, on ne note pas d'anesthésie.

Un peu d'analgésie distribuée par plaques à l'épaule et au bras droits. Pas de thermanesthésie ; pas de troubles du côté des sensibilités spéciales. Réflexe pharyngien aboli.

Le malade ne souffre plus et n'a jamais de crampes, de fourmillements, ni de douleurs erratiques. Son caractère n'a pas changé ; sa mémoire et ses autres facultés intellectuelles sont absolument intactes. La parole, sans être scandée ni syllabée, est un peu lente et monotone.

Au courant induit, la contractilité électro-musculaire est diminuée, au bras droit et dans les muscles de la région scapulaire droite. A gauche, contractilité normale. Le départ inopiné du malade a empêché de consulter la réaction de dégénérescence.

OBSERVATION XVII (résumée).

(Obs. VIII, th. de Saint-Léger, Paris, 1879.)

Forme douloureuse. Douleurs à caractère fulgurant.

L... Désiré, cinquante et un ans, charpentier.

Début brusque de la maladie en 1872 par un tremblement de la main droite, pendant que L... travaillait. Les jours suivants, trembla par intermittence, mais surtout ressentit une vive douleur dans le bras droit. Cette douleur dura près de trois mois et envahit ensuite le membre inférieur droit où elle était si vive que le malade boitait en marchant ; elle siégeait surtout dans les articulations, lesquelles ne présentaient d'ailleurs aucun gonflement.

A la suite de ces douleurs, le tremblement envahit le membre inférieur droit. La moitié droite de la tête est devenue ensuite le siège de douleurs semblables ; l'articulation des mots devint difficile à cause du tremblement de la langue ; le malade eut des tintements d'oreille, fut sourd de l'oreille droite ; il y a trois mois, était encore dur de cette oreille.

A son entrée à l'hôpital (octobre 1873) on observait à peine quelques tremblements du côté gauche, et seulement après une certaine fatigue. Au moment où le tremblement allait prendre une certaine gravité dans cette moitié du corps, il a ressenti des douleurs analogues à celles qu'il avait éprouvées du côté droit.

En 1878, L... est dans son lit qu'il ne peut plus quitter, assis (c'est la position qu'il préfère), le haut du corps incliné en avant, la tête raide, le regard hébété, les deux yeux fixes, les pupilles également dilatées et se contractant également.

Langue tremble, ainsi que la mâchoire qui depuis trois mois est agitée d'oscillations presque continuelles (mouvements de mastication, les dents claquent).

Les muscles du cou ne sont pas très raides.

Aux doigts, mouvements de rouler des boulettes de pain et déformations caractéristiques. Pouce en extension, opposé à l'index, les autres doigts fléchis, soudés en quelque sorte dans la position de la plume à écrire.

Les douleurs sont intermittentes et erratiques; elles passent du bras à la jambe, de la jambe à la tête, etc., mais elles commencent toujours par le côté droit et durent quinze à vingt minutes à chaque place. Elles sont très vives : c'est *comme si on lui enfonçait des stylets*, surtout au gros orteil du pied droit. Crampes dans les jambes ou dans les bras. — Ces douleurs ne sont pas constantes, elles se montrent surtout aux changements de temps.

Le tremblement a chez L.... tous les caractères du tremblement parkinsonien, mais il a perdu depuis quelque temps de son intensité; les muscles se sont fatigués et affaiblis graduellement.

OBSERVATION XVIII (résumée)

(Talamon et Lecorché, *Etudes médicales.)*

(Observation IV de la thèse Vincent *Lyon, 1888.)*

Mal. de Park. — OEdème des membres inférieurs et taches de purpura.

B..., âgée de soixante-neuf ans. Début par douleurs dans la jambe gauche, puis raideur et tremblement dans les pieds et dans les mains. Douleur vive par tout le corps. Facies immobile, cou raide, tête penchée en avant, avant-bras demi-fléchis, rapprochés des hanches, mains pendantes sur le devant du tronc. Léger tremblement des pouces. Sensations de chaleur intenses et sudations abondantes. Palpitations fréquentes ; pas de bruits anormaux au cœur.

15 novembre 1887. — Tremblement rythmique des doigts plus prononcé. Depuis huit jours, léger œdème du dos, des pieds et des chevilles. Ce matin, l'œdème remonte jusqu'aux genoux, œdème assez dur, blanc, un peu douloureux. En outre, taches violacées de purpura disséminées sur les deux jambes. La malade ne peut marcher et reste assise dans son fauteuil,

18 novembre. — Œdème dépassant le genou, jusqu'à mi-cuisse. Nombreuses taches purpuriques jusqu'au pli de l'aine, les unes comme des piqûres de puce, les autres comme des pois, des pièces de 50 centimes et de 1 franc. Sur le cou de pied gauche, large ecchymose violacée de la grandeur de la paume de la main, s'étendant sur le dos du pied.

1er décembre. — Taches de purpura ont disparu, ainsi que l'ecchymose du cou-de-pied gauche. Il reste pourtant quelques plaques violettes sur le dos du pied des deux côtés et de l'œdème des deux jambes.

15 décembre. — Il ne reste plus qu'un peu d'œdème des chevilles.

OBSERVATION XIX

(Obs. III de thèse Lamarche, Montpellier 1899.)

Mal. de Park. — Main succulente.

Louis M..., soixante-trois ans, pêcheur. Entré à l'hôpital le 28 février 1897.

Antécédents héréditaires nuls.

Antécédents personnels : Dans sa jeunesse, a eu la rougeole et les fièvres paludéennes ; à seize ans, petite vérole ; pas de syphi-

lis, pas d'alcoolisme. Il y a treize ou quatorze ans, Louis M...
ressentit une raideur particulière dans le bras et dans la jambe
gauche. Ces phénomènes se sont peu à peu généralisés et étendus à tout le côté gauche, puis, assez rapidement, au côté droit.

Le tremblement, quand il est survenu, n'a pas suivi le même
mode d'envahissement. La main gauche a tremblé la première,
en 1896, puis la main droite, en dernier lieu les membres inférieurs.

Mars 1897. — Le tremblement des mains est absolument
typique, simule l'acte de rouler un crayon, de filer de la laine ; il
il est assez ample, rythmique et lent. Existe aux membres inférieurs, mais bien moins accentués. Les genoux sont constamment
en mouvement et les talons battent rythmiquement le sol quand
le malade est assis. Pendant les actes volontaires, le tremblement
cesse.

Attitude fléchie en avant et soudée. Regard fixe, sans expression, hébété. — Démarche assez pénible; pas d'antépulsion, mais
rétropulsion très nette.

Besoins impérieux et incessants de changer de place. — Exagération des réflexes rotuliens. Pas de sensations de chaleur,
mais plutôt impression de froid.

Ce qui attire l'attention de M. le professeur Grasset, c'est le
phénomène particulier que voici : la main gauche présente un
aspect peu ordinaire, donne tout à fait l'impression de ce que
Marinesco a décrit dans la syringomyélie, sous le nom de *main
succulente*. Elle est lisse, grasse, rosée, tirant sur le violet et
luisante.

Le 4 mars 1898, M... revient à la consultation. Il se plaint de
vives douleurs dans tout le corps, d'un mal de tête presque continu, avec sensation de vertige et d'étourdissement.

Les autres signes sont les mêmes que précédemment : rétropulsion et propulsion. Facies figé, air hébété, attitude soudée.
Chutes fréquentes dans la rue, surtout en arrière.

OBSERVATION XX (résumée)

(Observ. I, in thèse Lhirondel, Paris, 1883.)

Maladie de Parkinson — Arthropathies multiples.

Mme Va... couturière, cinquante ans. Pas d'habitations humides ni d'influence prolongée du froid.

Rien dans les antécédents héréditaires. A eu dix-huit frères ou sœurs, 4 survécurent, les autres morts en bas âge ont eu, la plupart, des convulsions.

Rougeole à dix ans. Réglée toujours régulièrement. En 1871, à la nouvelle de la mort d'une parente, ses règles auraient brusquement cessé pour ne plus revenir. Caractère irritable. Mariée à vingt-quatre ans, eut deux jumeaux qui sont vivants et bien portants.

En 1880, on lui amena son mari grièvement blessé, dans une chute du haut d'un toit. Au même instant, le bras et la jambe du côté droit se mirent à trembler et le tremblement dura plusieurs heures. Le blessé survécut un mois à l'accident et, quand il mourut, notre malade vit de nouveau apparaître le tremblement qui dès lors ne cessa plus.

A quelque temps de là, la malade sentait parfois les orteils du pied droit se crisper malgré elle. Ce pied était le point de départ de sensations, de tiraillements, de fourmillements, d'engourdissements,

Le tremblement après avoir affecté les membres du côté droit, s'étendit au bras et à la jambe gauche.

Actuellement. — La physionomie exprime l'anxiété et l'agitation. La tête est fléchie sur le tronc, Les mains semblent « filer de la laine » et les quatre doigts d'une part, le pouce de l'autre, se rapprochent par saccades rythmiques; elle frappe le sol avec ses talons à coups redoublés. — Les mains sont déformées. Les premières phalanges sont étendues sur les métacarpiens; les secondes sont fléchies sur les premières, les troisièmes étendues sur les secondes. Le petit doigt du côté droit est dans une forte abduction par rapport à l'axe de la main. — La locomotion est difficile ; le pied droit frotte sur le sol. — Propulsion et rétropulsion, — La force musculaire a beaucoup diminué. — La langue est agitée de tressaillements fibrillaires. — Sensations de chaleur. — Sensibilité intacte. — Du côté des yeux : mydriase, . mouches volantes.

Troubles articulaires. — Tout à fait au début de la maladie la malade se réveillait souvent le matin avec l'épaule droite luxée, sans qu'aucun traumatisme pût expliquer ce fait. La luxation se réduisait peu à peu dans la journée. Un jour, à ce qu'elle raconte, un médecin la réduisit, et depuis elle ne s'est plus reproduite.

L'articulation métacarpophalangienne du petit doigt de la main gauche est d'une laxité anormale. Les surfaces articulaires, pour peu qu'on fasse jouer la phalange sur le métacarpien, s'écartent, et la phalange vient faire saillie sous la peau. L'articulation homologue à droite est un peu lâche, mais à un degré moindre.

L'articulation de la mâchoire se luxe parfois à gauche, surtout quand la malade baille. Nous trouvons, en examinant les mouvements de l'articulation à gauche, qu'ils sont beaucoup plus étendus en dehors que du côté opposé.

Laxité et subluxation de l'articulation tibiotarsienne à droite. Tendance du pied à se porter en talus valgus. C'est ce qui a lieu quand la malade marche.

Ces troubles articulaires n'existaient pas avant le commencement de la maladie.

La malade a eu, et elle a encore parfois, des craquements dans plusieurs articulations des membres du côté droit, qui s'entendent lorsqu'on fait exécuter des mouvements à celles-ci.

OBSERVATION XXI (personnelle).

Maladie de Parkinson avec sueurs profuses.

H... P.., quarante-cinq ans. Début de l'affection, il y a deux ans, par un tremblement subit des doigts, survenu à la suite d'une émotion vive. Cet homme, dont le fils faisait la campagne de Madagascar, attendait de ce dernier quelques nouvelles; la lettre désirée arriva et, en la prenant des mains du facteur, P... se mit à trembler de la main droite. Pendant deux années le tremblement conserva la forme monoplégique; puis il se généralisa peu à peu, en suivant l'ordre habituel à la paralysie agitante et sans marquer d'arrêt prolongé au stade hémiplégique.

Au moment où le malade entre au Perron, les signes d'une maladie de Parkinson typique sont au complet. L'attitude « soudée » est caractéristique, de même que le facies « figé » et la démarche à petits pas. Cet homme éprouve le besoin incessant de se mouvoir; on le rencontre constamment dans les couloirs et dans les cours de l'hôpital. Il marche courbé en avant. A de l'antépulsion, mais pas de rétropulsion spontanée.

Quant au tremblement, il affecte la forme commune; peu accentué aux membres inférieurs, il est surtout marqué aux mains, où il simule l'acte de rouler une cigarette. Pour atténuer ces oscillations continues, rythmiques et comme coordonnées des doigts, le malade tient en permanence une canne dans la main et la serre.

La parole est lente, monotone. L'intelligence est absolument intacte, et notre sujet répond d'autant mieux aux questions qu'on lui pose, qu'il éprouve une réelle satisfaction à nous confier son histoire et à se soumettre à notre examen.

Pas de troubles sensitifs. Pas de salivation. Pas d'œdème.

Pas d'arthropathies.

La force musculaire n'est pas sensiblement diminuée.

Ce qui est bien particulier à ce parkinsonien, ce sont les sueurs exagérées qui le tourmentent depuis quelques mois. Ces sueurs, de même que la sensation excessive de chaleur qui les accompagnent, sont généralisées. Le malade passe son temps à s'éponger le front et à essuyer ses mains humides. Aux pieds, la sudation est telle que les chaussettes et les sandales sont traversées et que, si on fait marcher cet homme dans la salle, celui-ci laisse à chaque pas l'empreinte très humide de son passage. Enfin, la nuit, les sueurs mouillent abondamment les draps du lit. Le malade refuse sa literie ordinaire et passe ses nuits dans un fauteuil, jusqu'à ce qu'on lui donne un matelas et un traversin de crin, sur lesquels il consent à reposer.

La température centrale prise pendant trois semaines consécutives, chaque soir, n'a pas révélé d'hyperthermie ; une ou deux fois cependant, et après une promenade plus longue que de coutume, le thermomètre a marqué 38 degrés, 38°2.

OBSERVATION XXII

(In th. Martha, Paris 1888.)

Mal. de Park. — Attaques apoplectiformes et épileptiformes.

G... Amandine, vingt-neuf ans, entre le 12 octobre 1882 dans le service de M. le professeur Damaschino.

Antécédents personnels — Elle a toujours eu une bonne santé ; elle n'est ni alcoolique ni syphilitique.

Il y a environ trois ans, à la suite d'une grande frayeur (son mari avait voulu la frapper), elle a été prise d'un tremblement subit dans le bras gauche ; quatre mois plus tard, le bras droit se mit à trembler, puis les membres inférieurs.

Il y a deux ans, les quatre membres et le tronc sont devenus peu à peu raides. Sensation de chaleur très intense dans tout le corps ; salivation continuelle ; constipation habituelle. Depuis quelques mois, la malade a une certaine difficulté à s'exprimer.

Elle raconte que de temps en temps elle a des attaques pendant lesquelles elle perd connaissance Elle reste ensuite deux ou trois jours dans un demi-coma, et ce n'est que peu à peu qu'elle sort de cet état et qu'elle a conscience du monde extérieur.

État actuel. — Le tremblement est généralisé ; seule, la tête est respectée. Il disparaît pendant le sommeil et diminue pendant les mouvements volontaires ; il se compose d'une série de mouvements coordonnés (tremblement caractéristique des doigts).

La *raideur* est généralisée ; c'est avec peine qu'on fait exécuter des mouvements de flexion et d'extension aux membres supérieurs ; la tête présente une raideur très grande, le corps est dans une demi-flexion, la tête penchée en avant.

La malade peut encore marcher, mais elle s'avance tout d'une pièce à petits pas, allant de plus en plus vite, ce qui lui occasionne des chutes de temps en temps.

La rétropulsion est également très marquée.

La figure semble recouverte d'un masque ; les traits sont immobiles et si l'on cherche à faire sourire la malade, on n'obtient qu'un écoulement plus abondant de salive sans qu'il se produise de changements bien notables dans le facies.

La force musculaire est conservée ; pas de nystagmus.

La malade a de temps en temps des *attaques apoplectiformes et épileptiformes* caractérisées par un début soudain, perte de connaissance, quelques mouvements convulsifs, respiration stertoreuse, congestion de la face, écume à la bouche. La malade reste un ou deux jours dans un état presque comateux, puis elle se remet petit à petit et, le troisième ou quatrième jour, il ne reste plus trace de la crise.

Elle meurt le 28 août 1887, au milieu d'une de ses attaques.

L'autopsie, pratiquée par M. le professeur Damaschino, ne permet de trouver ni ramollissement, ni hémorragie, ni tumeur. L'examen histologique de l'encéphale n'a pu être pratiqué.

Il en est de même de celui de la moelle

OBSERVATION XXIII (résumée).

(Obs. X de th. Saint-Léger, Paris, 1879).

(*Mal. de Park. à évolution rapide.*)

D..., soixante-dix ans, matelassière, vie solitaire et misérable, a habité pendant douze ans un rez-de-chaussée humide.

Grande frayeur pendant le siège et la Commune, ses forces

ont commencé à diminuer graduellement depuis cette époque ;
quand elle sortait, les bancs des boulevards n'étaient jamais assez
rapprochés à son gré pour lui permettre de se reposer et, déjà
elle remarquait que le haut du corps avait de la tendance à
marcher en avant.

En 1875, les deux mains commencent à trembler, puis les
membres inférieurs se prennent à leur tour.

Actuellement.— La malade assise présente cette particularité,
que le haut du corps tend constamment à tomber en avant. On
le voit se pencher graduellement et lentement, jusqu'à faire
avec les jambes un angle de 40 degrés environ. Alors, D... sentant qu'elle va tomber, se relève par mouvement plus rapide,
mais recommence aussitôt.

Cette série d'oscillations rappelle assez bien celles exécutées
par une personne qui s'endort sur un tabouret. La tête est raide
et inclinée sur la poitrine. Les yeux sont ouverts et fixes. Le
tremblement des deux membres supérieurs est continu, rythmique. Pour manger, la malade est obligée de recourir à une infir-
mière ; si elle veut porter elle-même un verre à sa bouche, elle est
prise d'un tremblement tel, qu'il lui est impossible de boire.
Elle peut se tenir debout sans appui, mais le haut du corps est
fortement incliné en avant ; elle a besoin d'un bâton pour marcher.

Pas de sensations habituelles de chaleur, mais le moindre
mouvement provoque la sudation.

Le tremblement cesse pendant le sommeil.

Les forces diminuent progressivement.

La malade peut à peine faire sentir la pression des deux
mains.

La mémoire et l'intelligence s'obscurcissent,

Appétit conservé, constipation.

CONCLUSIONS

A. — La maladie de Parkinson est susceptible de présenter cliniquement des formes atypiques, déterminées principalement par l'absence ou la modification de l'un des signes cardinaux :

1. *Le tremblement.* — peut manquer ou n'être qu'à peine perceptible ;

reste localisé parfois pendant longtemps à un membre ou à deux et, dans ce cas, c'est la forme unilatérale qu'il affecte de préférence;

peut s'étendre à des régions ordinairement respectées, à la langue, aux lèvres, aux paupières, au globe oculaire, aux cordes vocales, à la tête même ;

s'exagère quelquefois à l'occasion des mouvements volontaires. Un tremblement véritablement « intentionnel » peut même être constaté.

2. *La rigidité musculaire* — peut être latente, ou du moins très légère,

atteint dans certains cas, au contraire, un degré tel qu'elle détermine des contractures véritables et des déformations permanentes excessives.

Au lieu de l'attitude en flexion, un parkinsonien peut présenter le type contraire, en extension.

La raideur peut rester localisée pendant de de longs mois, plusieurs années même à un seul côté du corps, simulant une hémiplégie.

B. — Le tableau clinique peut être atypique, en outre, par l'*exagération d'un signe accessoire*, tel que la rétropulsion, la douleur, etc.

ou bien encore par l'apparition d'un ou de plusieurs *symptômes rares ou surajoutés* (troubles trophiques, paralysies, troubles de la sensibilité objective, troubles sensoriels, sécrétoires, encéphaliques, intellectuels).

C. — *L'évolution* de la maladie — lente et progressive d'ordinaire — se fait remarquer quelquefois par une allure plus rapide ;

au contraire, les signes cardinaux ne se généralisant, dans certains cas, qu'au bout de plusieurs années. on peut avoir pendant très longtemps des formes incomplètes (monoplégiques, paraplégiques, hémiplégiques surtout), variétés que le clinicien doit savoir dépister, mais qui ne constituent ni des formes définitives, ni des formes absolument tranchées de la maladie de Parkinson.

Parfois les phénomènes du parkinsonisme rétrocèdent ; le tremblement en particulier, peut
cesser d'être généralisé et redevenir unilatéral.

D. — La variabilité d'aspect des signes cardinaux, la
multiplicité des formes cliniques, l'adjonction
possible au tableau morbide de symptômes
rares, étrangers souvent à la maladie de Parkinson, sont autant de faits qui expliquent la diversité si grande des lésions constatées à l'autopsie
par les auteurs et permettent de considérer
cette affection, non plus comme une entité morbide bien définie, mais comme un syndrome
que des lésions très diverses, en effet, peuvent
réaliser.

BIBLIOGRAPHIE

AxENFELD, Traité des névroses, 1883.

BOINET, Progr. méd., 1891

BOUCHER, Forme fruste de la par. agit. — Thèse Paris. 1877.

COLLET, Soc. des sc. méd. de Lyon, 15 janv. 1902 (Prov. méd.,
    18 janv. 1900).

— Soc. des sc. méd. de Lyon, 12 mars 1902 (Lyon méd.,
    4 mai 1902).

DANA, New-York med. journ., 1893. Rev. neurol. 1893, p. 442.

— The amer. journ. of the med. scien., 9 nov. 1899, p. 503.

DUBIEF, th. Paris, 1887, nature des lés. dans la P. A.

BALL, Insanité des paral. agit. (Encéphale, 1882).

BALLET, Lésions médullaires dans un cas de maladie de Park.
    (Revue neurol., 1898).

BÉCHET, Etude clinique des formes de la mal. de Park. Th. de
    Paris, 1892.

BERBEZ, Mal. de Park. hémiplégique, Gaz. hebd., 14 juin 1889.

BERTHOMIEU, Mal. de Park. hémiplégique. Th. de Toulouse, 1895.

BIDON, Revue de méd., janvier 1891.

BLOCQ, Art. Paral. agit., in Man. de méd., Debove-Achard,
    1895, t. III, p. 413.

BLOCQ et MARINESCO, Mémoires de la Soc. de biologie, 1893.

BOUCHER, Forme fruste de la par. agit. Th. Paris, 1877.

BOUCHUT, Gaz. des hôpit., 1879.

BRISSAUD, Leçons sur les maladies nerveuses, 1895.

BUZZARD, Hémiparal. agit. posthémiplég. A clin. lect. on skating
    Palsy, 1881.

CARRIÈRE, Presse méd., 17 sept. 1896.

CHABBERT, Paral. agit. et hystérie. Echo médical Toulouse,
    1893, XIV.

Charcot, Leçons sur les mal. du syst. nerveux. Leçons du mardi, 1887, 1888.

Charcot et Vulpian, De la paral. agit. In Gaz. hebd., 1861, 1862.

Claveleira, De la paral. agit. Thèse Paris, 1872.

Clerici et Medea, Revue neurol. 1899, p. 495.

Clément, Tremblement à forme paral. agit. dans le cours d'une f. typh. Lyon méd., 1869,
— Lyon médical, 17 juillet, 1881.
— Lyon médical, 4 mai 1902.

Debove, Latéropulsion oculaire dans paral. agitante Progrès médical, 1878.

Déjérine, Sem. méd., 1891.

Demange, Dict. Encycl. sc. méd., 2ᵉ S. t. XX, art. Tremblement
— Revue de méd., 1882.

Dutil, Nouv. Icon. de la Salp., 1889.
— Des tremblements hystériques (th. Paris 1891).

Edwards (Mˡˡᵉ Blanche), Hémiplégie dans quelques affections nerveuses (Paris, 1889)

Esnher, P. agit. sans tremblement. Journ. of. Amer. med. assoc. (16 février 1901).

Felix (Eug.), Sem. méd., 27 juin 1901, p. 219.

Fernet, Des tremblements, th. d'agrég., 1872.

Franck, Monatsch f. Psychiatrie u. neurol., sept. 1900.

Frenkel, Zeitschr f. klin. Med., 1899.

Fuchs, Zeitschr. Clin. med. Berlin, 1896, XXV.

Galezowski, Tr. ocul. dans la paral. agit. (Société de biologie, 1891).

Gauthier, Lyon méd., 20-27 octobre, 1895.

Glorieux, Congrès. internat. de neurol et psychiat, 1897, fasc. I, p. 361.

Gilli, thèse Paris. 1900.

Gordinier, Amer. Journ. of. med. sciences, déc. 1899.

Grasset, Mal. de l'orientation et de l'équilibre (Bibl. scient. intern., 1901).

Grasset et Apollinario, Progrès méd., 1878.

Grasset et Rauzier, Traité des mal. du syst. nerveux, 3ᵉ éd. 1894.
— Traité de méd. et de thérapeut. Brouardel-Gilbert, t. X, p. 597, 1902.

Grawitz, Prodomalsymtome bei paral. agit. Deutsch med. Woch., 1894 (n° 31).

Hammond, Traité des mal. du syst. nerv., 1879.

Hardy, Paral. agit. à forme fruste. Gaz. hôp., 1877.

Hess. Soc. med. de Hambourg, in Deutsche med. Woch., 20 sept. 1900.

Joffroy, Arch. physiol., 1871-1872).

Johnston, Posthemiplégie par. agit. Lancet, London, 1895, II.

Knapp, New-York méd. Journ., 1891.

Koenig, Tr. ocul. dans la p. a., Soc. de biol., 31 mai 1893.

Krafft-Ebing. Wien. klin, Wochenschr , 12 janv. 1899.

Lacoste, Paral. agit., th Paris, 1887.

Lamacq, Séméiologie des tremblements. Rapport du 3 août 1896 au Congrès des médecins aliénistes et neurologistes (Nancy).

Lamarche, th. de Montpellier, 1899.

Lannois, Lyon médical, 1894, p. 465.

Lecorché et Talamon, Etudes médicales, 1881.

Lereboullet et Bussard, dict, encycl. S. méd. 1884 ; art. paral. agit.

Leroux, th. de Paris, 1880.

Levet, Cas fruste de paral agit. Dauphiné méd , Grenoble, 1898, XXII.

Leyden, Hémiparal. agit In Nothnagel « Gehirnkrankeiten », 1879.

Lhirondel, th. de Paris, 1883.

Luzzato, paral. agit. associée à un myxœdème. Rivista veneta di scienze med., 15 janv, 1899.

Magnol, Congrès des méd. alién. et neurolog., Nancy, 1896.

Marie, Médecine moderne, 1895, n° 94.

Martha, Attaques apoplectif. et épileptif. dans la paral. agit. (thèse Paris 1888).

Mayet (F.-O.), Traité de Diagn. méd. et de séméiol , 1898-1899.

Mesnard, Gaz. des Sc. méd. de Bordeaux, 1888.

Michaud, paral. agit. unilatérale (th. Lyon, 1901).

Moncorgé, Paral. dans la mal. de Park. (Lyon médical, 1891).

Mossé et Banal. Rev. de méd., juillet 1889.

Neumann, Lateropuls. ocul. dans paral. agit. (Progrès méd. 1879).

Ordenstein, th. Paris, 1867.

PALMIERI et ARNAUD, Acad. de Gênes, in Gazz. degli osped ,
        3 juill. 1899.

PARANT, Annales médico-psycholog., 1881.

PIERRET, Cas de sclérose primit. du faisc. méd. des cordons
        post. avec tendance au recul et à la propulsion (Arch.
        physiol., 1873).

    — Cas d'atrophie muscul. progr. caractér. au début par
        de la rétropuls. irrésistible (Rev. mens. de méd.,
        1877).

    — Lyon médical, 17 juin 1881.

RABOT, Lyon médical 1874, n° 22.

PLACZECK, Berl. kl. Woch, avril 92, n° 14.

REDLICH, Rev. neurol, 1895, p. 589.

REULING, Maryland, med. journ., mars 1900.

RICHER (P.), Nouv. Iconographie, 1888.

RICOUX, Hémitremblements prœ-et posthémiplégiques(th.Nancy,
        1882).

ROGER, Rev. de méd., 1885.

SACHS, Journ. of the nervous dis, 1898.

ROUVILLOIS, Syndr. de Park chez les jeunes sujets. Th. de Lyon,
        1898.

SICARD et GUILLAIN, Gaz. des hôp., mai 1899.

SAINT-LÉGER (P. DE), th. Paris, 1879.

SIOTIS, Déformat. des mains dans la par. agit. Th. Paris, 1886.

STEVART, Lancet, 12 nov. 1898.

TEISSIER, Séance de la Soc. de méd. de Lyon (Lyon méd., 17
        juillet 1881).

    — Lyon médical, 1888.

TROUSSEAU, Cliniques, 1865, t. II, p. 260.

VANDIER, th. Paris, 1886.

VESSELLE, th. de Lyon, 1881. par. agit, forme rhumatismale

VILLEMIN, Rec. de Mémoires de méd. et de chir. milit.

VINCENT, th de Lyon, 1888.

WESTPHALL, In Charité Ann 1827, p. 465.

WILLE, Société de méd. de Bâle, 1888.

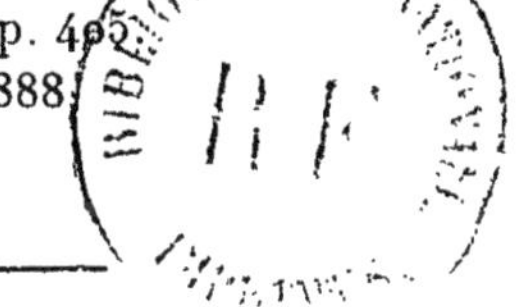

TABLE

———

Lyon. — Imp. A. REY, 4, rue Gentil. — 30312

9 782019 667306